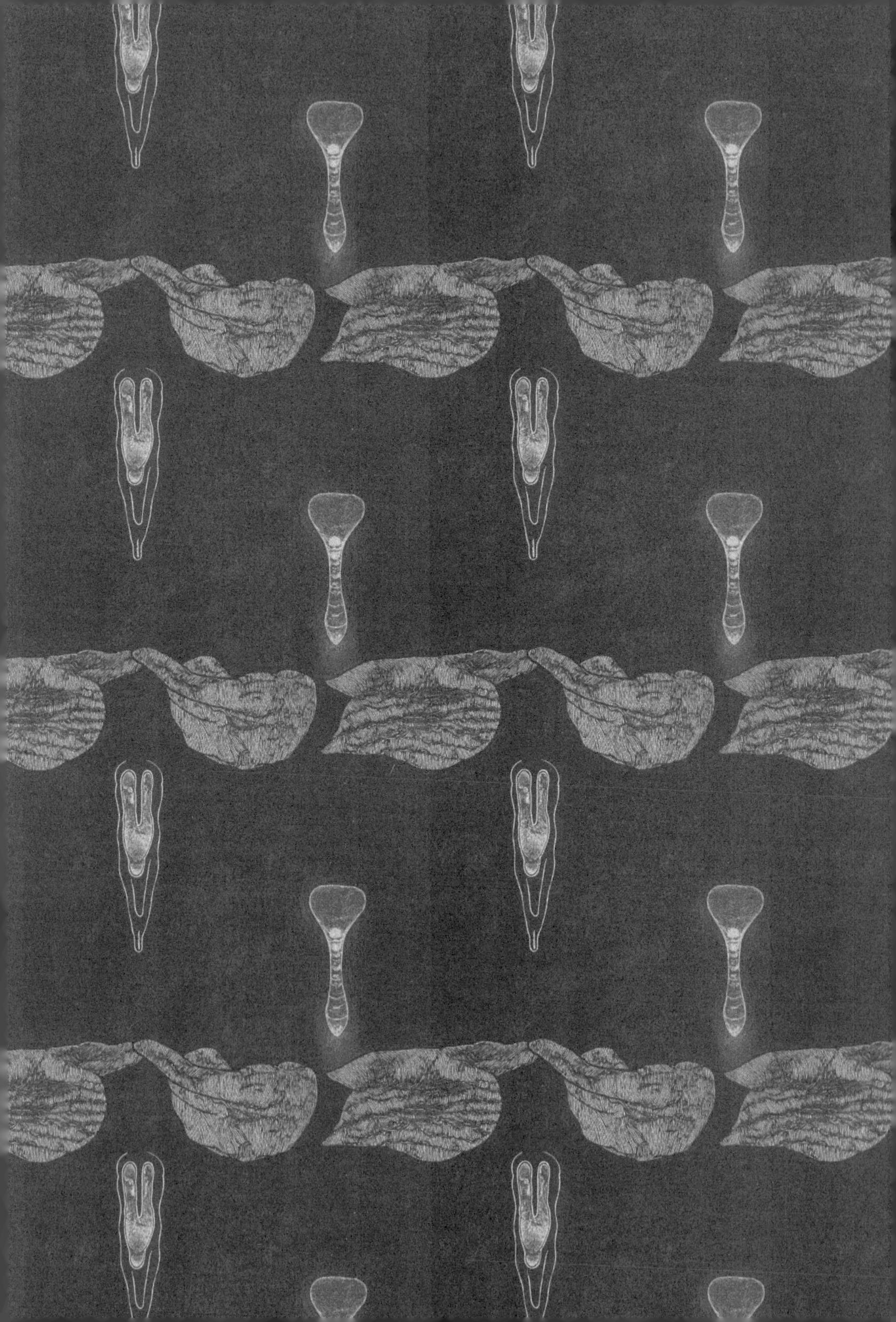

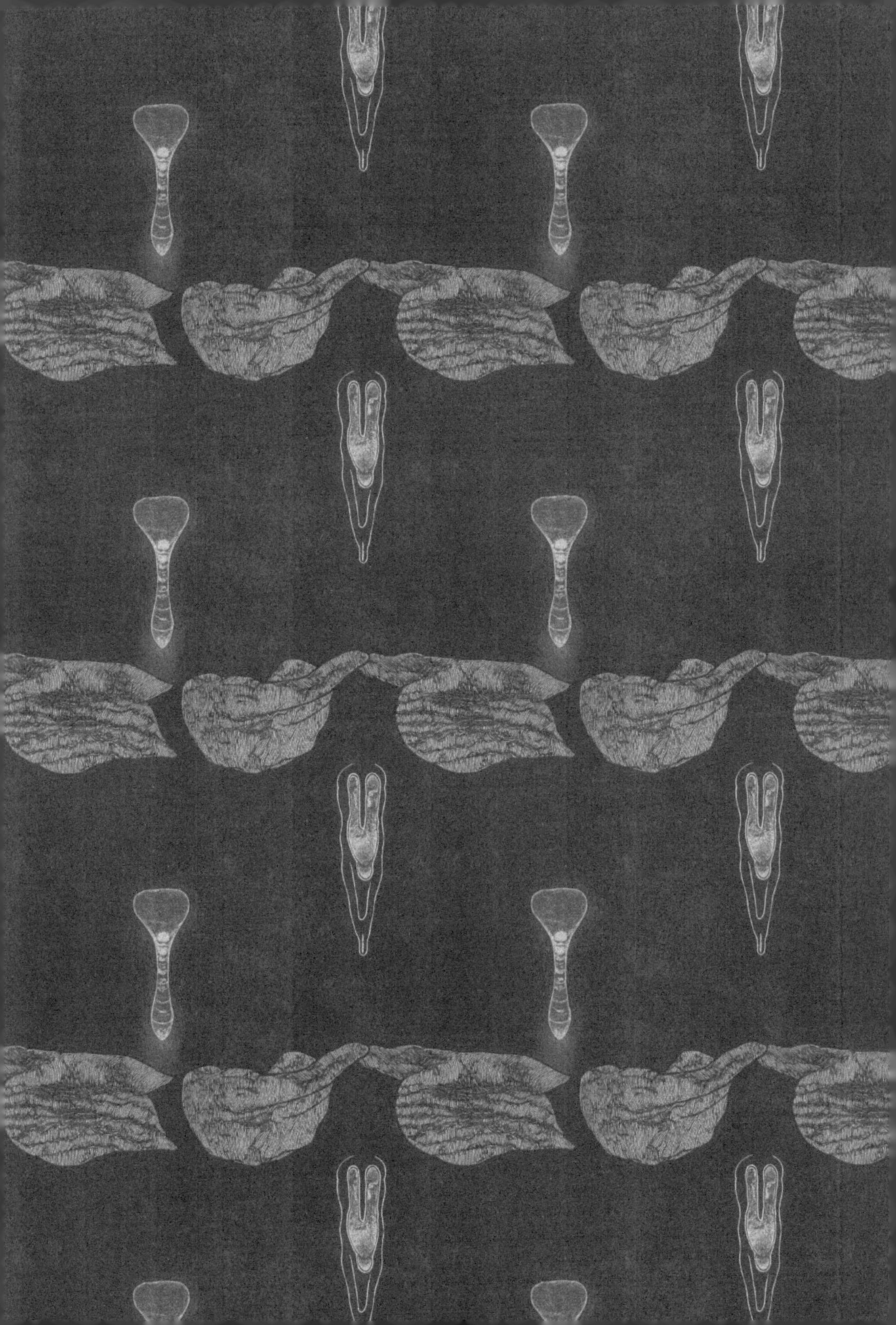

Colofon

Saage Media GmbH
c/o SpinLab – The HHL Accelerator
Spinnereistraße 7
04179 Leipzig, Germany
E-Mail: contact@SaageMedia.com
Web: www.SaageMedia.com
Commercial Register: Local Court Leipzig, HRB 42755 (Handelsregister: Amtsgericht Leipzig, HRB 42755)
Managing Director: Rico Saage (Geschäftsführer)
VAT ID Number: DE369527893 (USt-IdNr.)

Uitgever: Saage Media GmbH
Publicatie: 02.2025
Omslagontwerp: Saage Media GmbH
ISBN Paperback (nl): 978-3-384-52663-2
ISBN Ebook (nl): 978-3-384-52664-9

Juridisch / Kennisgevingen

De externe links en bronverwijzingen in dit boek zijn gecontroleerd op het moment van publicatie. De auteur heeft geen invloed op de huidige en toekomstige vormgeving en inhoud van de gelinkte pagina's. De aanbieder van de gelinkte website is als enige aansprakelijk voor illegale, onjuiste of onvolledige inhoud en voor schade die ontstaat door het gebruik of niet-gebruik van de informatie, niet degene die via links naar de betreffende publicatie verwijst. Alle gebruikte externe bronnen zijn vermeld in de bibliografie. Ondanks zorgvuldige inhoudelijke controle aanvaarden wij geen aansprakelijkheid voor de inhoud van externe bronnen. De exploitanten van de geciteerde bronnen zijn als enige verantwoordelijk voor hun inhoud. Afbeeldingen en bronnen van derden zijn als zodanig gemarkeerd. Reproductie, verwerking, verspreiding en elk type gebruik buiten de grenzen van het auteursrecht vereisen de schriftelijke toestemming van de respectieve auteur of maker.
Dit boek is vertaald uit het Duits. Afwijkingen van het origineel of vertaalfouten kunnen niet volledig worden uitgesloten. Alle in het boek genoemde bronnen zijn beschikbaar in het Engels. Wij aanvaarden geen aansprakelijkheid voor eventuele inhoudelijke onnauwkeurigheden of misverstanden die door de vertaling zijn ontstaan.
De gegevens in de diagrammen die niet expliciet zijn gemarkeerd met een bron zijn niet gebaseerd op studies maar zijn vrijblijvende aannames voor een betere visualisatie.
Dit boek is gemaakt met behulp van Kunstmatige Intelligentie (AI) en andere tools. Onder andere zijn er tools gebruikt voor onderzoek, schrijven/bewerken en het genereren van decoratieve illustraties. Ondanks controle kunnen fouten niet volledig worden uitgesloten. We willen benadrukken dat het gebruik van AI dient als ondersteunend hulpmiddel om onze lezers een kwalitatief hoogwaardige en inspirerende leeservaring te bieden.

De bronverwijzingen en citaten in dit boek zijn zorgvuldig onderzocht en in betekenis weergegeven. De interpretatie en presentatie van de geciteerde inhoud weerspiegelt de opvatting van de auteur en komt niet noodzakelijkerwijs overeen met de intentie of mening van de oorspronkelijke auteurs. Bij contextuele citaten zijn de kernuitspraken van de originele bronnen naar beste weten en geweten in de context van dit werk opgenomen, maar kunnen door de overdracht en vereenvoudiging afwijken van de oorspronkelijke formuleringen en betekenisnuances. Alle gebruikte bronnen zijn volledig vermeld in de literatuurlijst en kunnen daar in het origineel worden nagelezen. De verantwoordelijkheid voor de interpretatie en contextuele inbedding van de geciteerde inhoud ligt bij de auteur van dit boek. Voor wetenschappelijke vragen en gedetailleerde informatie wordt aanbevolen de originele bronnen te raadplegen. De auteur heeft zich ingespannen om complexe wetenschappelijke zaken begrijpelijk weer te geven. Daarbij kunnen vereenvoudigingen en generalisaties niet worden uitgesloten. Voor de technische juistheid en volledigheid van de vereenvoudigde presentaties kan geen garantie worden gegeven. De contextuele weergave van citaten en wetenschappelijke bevindingen gebeurt gewetensvol met inachtneming van het citaatrecht volgens § 51 van de Auteurswet en alle relevante auteursrechtelijke bepalingen van andere landen. Bij de vereenvoudiging, overdracht en eventuele vertaling van wetenschappelijke inhoud naar een algemeen begrijpelijke taal kunnen betekenisnuances en technische details verloren gaan. De auteur maakt geen aanspraak op de rechten van de geciteerde werken en respecteert alle auteursrechten van de oorspronkelijke auteurs. Mocht er ongeoorloofd gebruik worden vastgesteld, verzoekt de auteur om melding om passende maatregelen te kunnen nemen. Voor academische doeleinden en bij gebruik als wetenschappelijke referentie wordt uitdrukkelijk aanbevolen terug te grijpen naar de originele bronnen. De vereenvoudigde presentatie dient uitsluitend voor populairwetenschappelijke informatie.

De in dit boek opgenomen informatie over schildklieraandoeningen, met name Hashimoto en hypothyreoïdie, evenals de gepresenteerde behandelmethoden zijn zorgvuldig onderzocht en gecontroleerd. Desondanks kunnen fouten niet volledig worden uitgesloten. De beschreven natuurgeneeskundige therapieën en voedingsconcepten zijn gebaseerd op wetenschappelijke inzichten en praktische ervaringen op het moment van drukken, maar kunnen veranderen door nieuwe onderzoeksresultaten. Dit boek vervangt geen professionele medische advies, diagnose of behandeling. De gepresenteerde methoden mogen niet zelfstandig worden toegepast zonder overleg met gekwalificeerde artsen of alternatieve genezers. In het bijzonder bij bestaande schildkliermedicatie mogen wijzigingen alleen in overleg met de behandelend arts worden aangebracht. Voor gezondheidsproblemen die voortkomen uit zelfbehandeling of onjuiste toepassing van de beschreven methoden wordt geen aansprakelijkheid aanvaard. Bij acute klachten of onzekerheden dient onmiddellijk een arts te worden geraadpleegd. Alle genoemde merknamen en handelsmerken, met name van medicijnen en voedingssupplementen, zijn eigendom van hun respectieve eigenaren. De gebruikte bronnen zijn vermeld in de literatuurlijst.

Bendis Saage

Schildklier Zorg & Behandeling: Jouw Complete Gids voor Schildklieraandoeningen

Alles over schildklierhormon, schildkliercyste en andere aandoeningen - Een praktisch schildklier-boek voor diagnose en behandeling

94 Bronnen
43 Diagrammen
55 Afbeeldingen
7 Illustraties

Beste lezers,

wij danken u hartelijk dat u voor dit boek hebt gekozen. Met uw keuze heeft u ons niet alleen uw vertrouwen gegeven, maar ook een deel van uw kostbare tijd. Dat waarderen wij zeer.

Schildklierproblemen treffen miljoenen mensen - maar de standaardtherapie schiet vaak tekort. Dit vakboek toont nieuwe manieren om Hashimoto en hypothyreoïdie holistisch en duurzaam te behandelen. Naast gedegen uitleg over de basisprincipes van de schildklierfunctie biedt het concrete aanbevelingen uit de natuurgeneeskunde en voedingsgeneeskunde. Lezers ontvangen een praktijkgerichte gids met beproefde therapieconcepten, van het optimaliseren van laboratoriumwaarden tot gerichte voedingsstrategieën en bewezen plantaardige remedies. De gepresenteerde methoden zijn goed in het dagelijks leven te integreren en kunnen worden gecombineerd met een conventionele behandeling. Het boek verbindt moderne wetenschappelijke inzichten met traditionele geneeskundige kennis tot een holistische behandelingsaanpak die de zelfhelende krachten activeert en de levenskwaliteit merkbaar verbetert. Ontdek nu nieuwe perspectieven voor uw schildkliergezondheid - met onderbouwde concepten voor meer vitaliteit en welzijn.

Deze gids biedt u begrijpelijke en praktische informatie over een complex onderwerp. Dankzij zelf ontwikkelde digitale tools die ook gebruik maken van neurale netwerken, konden we uitgebreid onderzoek doen. De inhoud is optimaal gestructureerd en ontwikkeld tot de definitieve versie om u een goed onderbouwd en gemakkelijk toegankelijk overzicht te bieden. Het resultaat: u krijgt een uitgebreid inzicht en profiteert van duidelijke uitleg en illustratieve voorbeelden. Ook het visuele ontwerp is geoptimaliseerd door deze geavanceerde methode zodat u de informatie snel kunt begrijpen en gebruiken.

Wij streven naar de hoogste nauwkeurigheid, maar zijn dankbaar voor elke aanwijzing van mogelijke fouten. Bezoek onze website om de laatste correcties en aanvullingen op dit boek te vinden. Deze zullen ook in toekomstige edities worden verwerkt.

We hopen dat u geniet van het lezen en nieuwe dingen ontdekt! Als u suggesties, kritiek of vragen heeft, kijken we uit naar uw feedback. Alleen door actieve uitwisseling met u, de lezers, kunnen toekomstige edities en werken nog beter worden. Blijf nieuwsgierig!

Bendis Saage

Saage Media GmbH - Team

- www.SaageBooks.com/nl
- support@saagemedia.com
- Spinnereistraße 7 - c/o SpinLab – The HHL Accelerator, 04179 Leipzig, Germany

Snelle toegang tot kennis

Om een optimale leeservaring te garanderen, willen we u vertrouwd maken met de belangrijkste kenmerken van dit boek:

- **Modulaire Structuur:** Elk hoofdstuk staat op zichzelf en kan onafhankelijk van de andere worden gelezen.
- **Grondig Onderzoek:** Alle hoofdstukken zijn gebaseerd op grondig onderzoek en worden ondersteund door wetenschappelijke referenties. De gegevens in de diagrammen dienen voor een betere visualisatie en zijn gebaseerd op aannames, niet op de gegevens uit de bronnen. Een uitgebreide lijst van bronnen en beeldcredits is te vinden in de bijlage.
- **Duidelijke Terminologie:** Onderstreepte technische termen worden uitgelegd in de verklarende woordenlijst.
- **Hoofdstuksamenvattingen:** Aan het einde van elk hoofdstuk vindt u beknopte samenvattingen die u een overzicht geven van de belangrijkste punten.
- **Concrete Aanbevelingen:** Elk subhoofdstuk wordt afgesloten met een lijst met specifieke adviezen om u te helpen het geleerde in de praktijk te brengen.

Extra bonusmateriaal op onze website

Op onze website zijn wij van plan de volgende exclusieve materialen ter beschikking te stellen:

- Bonusinhoud en extra hoofdstukken
- Een compact totaaloverzicht
- Een hoorspelversie. (In planning)

De website is momenteel nog in aanbouw.

www.SaageBooks.com/nl/
schildklieraandoeningen_begrijpen_en_behandelen-bonus-LWS2B
Q

Inhoudsopgave

1. Basisprincipes van de schildklierfunctie

Hebt u zich ooit afgevraagd hoe een klein, vlindervormig orgaan uw algehele welzijn kan beheersen? De schildklier behoort tot de fascinerendste structuren van het menselijk lichaam en beïnvloedt bijna elke lichaamsfunctie - van de hartslag tot de stofwisseling. Moderne onderzoeken tonen aan dat de optimale werking van dit orgaan afhankelijk is van vele factoren die ver voorbij de klassieke beschouwing van laboratoriumwaarden gaan. Een holistisch begrip van de schildklierfunctie biedt nieuwe perspectieven voor diagnose en therapie. In dit hoofdstuk ontdekt u de verbazingwekkende mechanismen die ten grondslag liggen aan de regulatie van onze 'stofwisselingsdirigent'.

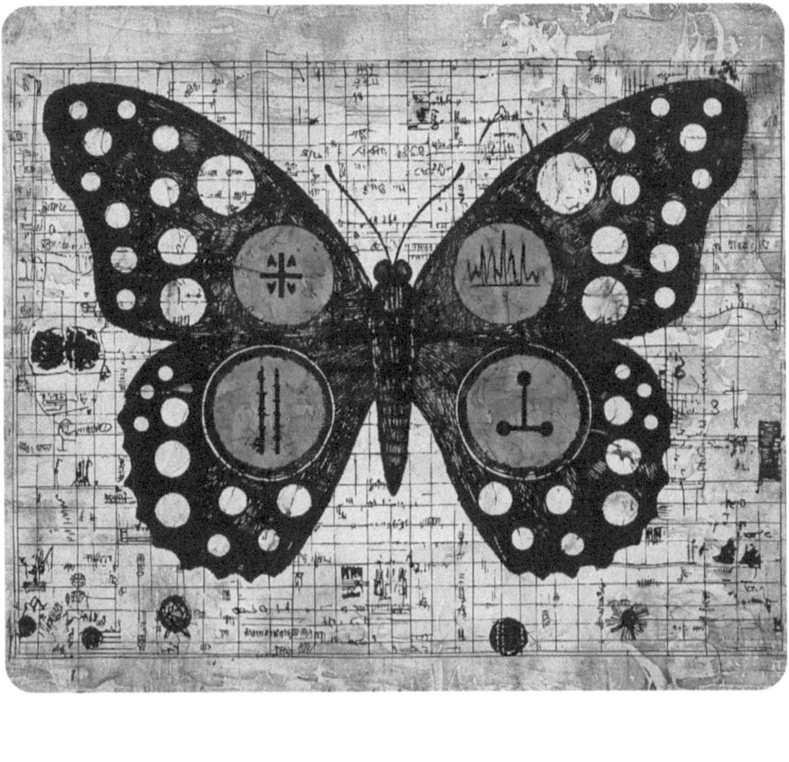

1. 1 Anatomie en fysiologie

Om hypothyreoïdie op een natuurlijke manier te behandelen, is een begrip van de anatomische en fysiologische basisprincipes essentieel. De schildklier, een klein orgaan, beïnvloedt de stofwisseling, het hart- en vaatstelsel, de spijsvertering en zelfs de nierfunctie. Een disfunctie kan diverse symptomen en complexe interacties met andere organen veroorzaken. Dit hoofdstuk biedt de nodige kennis om de verbanden te begrijpen en de juiste stappen voor uw gezondheid te zetten.

Een hypothyreoïdie kan verschillende effecten hebben op diverse orgaansystemen en hun onderlinge samenhang beïnvloeden. Daarom is een holistische benadering en behandeling, die de gehele hormonale context en de interacties tussen de organen in overweging neemt, cruciaal voor een succesvolle therapie.

Hormonale controleprocessen

De hypothalamus fungeert als centraal regelcentrum voor de hormoonproductie en beïnvloedt daarmee talrijke lichaamsfuncties. Zijn anatomische structuur is verdeeld in drie gebieden: anterior, mediaal en posterior. Elk van deze gebieden herbergt specifieke kerngroepen die verschillende fysiologische taken vervullen [s1]. Zo produceert de anterieure hypothalamus bijvoorbeeld hormonen zoals GnRH (Gonadotropin-Releasing Hormoon), oxytocine en TRH (Thyreotropin-Releasing Hormoon). Deze hormonen reguleren op hun beurt de activiteit van de hypofyse en andere hormoonklieren [s1]. Een disfunctie van de hypothalamus kan, afhankelijk van de aangetaste kernen, leiden tot diverse symptomen – van cyclusstoornissen (anovulatie) tot slaapproblemen en gedragsveranderingen [s1]. De behandeling is afhankelijk van de specifieke oorzaak en kan variëren van hormoonvervangingstherapie tot een chirurgische ingreep [s1]. Naast de hypothalamus zijn er ook andere hormonen die ingrijpen in complexe regelkringen. Somatostatine heeft voornamelijk een remmende werking op neuro-endocriene processen en beïnvloedt de hormoonafgifte in verschillende systemen, waaronder het exocriene en endocriene systeem evenals het centrale zenuwstelsel [s2]. Somatostatine wordt voornamelijk geproduceerd in

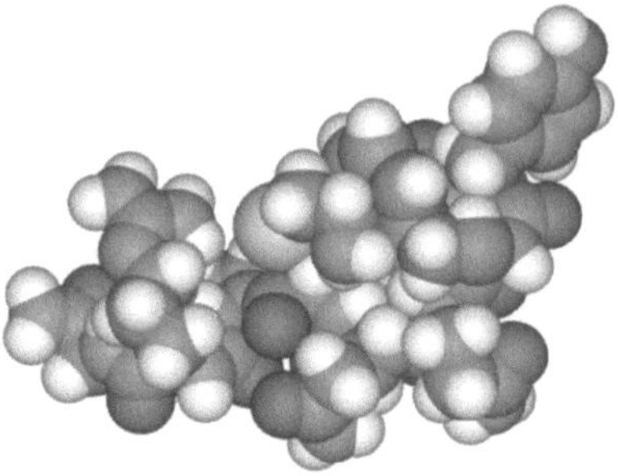

Antidiuretisch hormoon [i1]

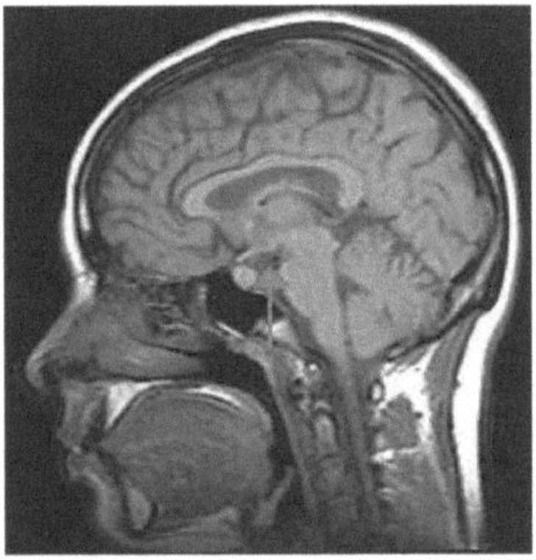

Hypothalamus [i2]

gespecialiseerde cellen van de alvleesklier en het maag-darmkanaal, waarbij een bepaald celtype het grootste deel van het lichaamseigen somatostatine levert [s2]. Een ander voorbeeld is het antidiuretisch hormoon (ADH), waarvan de afgifte wordt gereguleerd door de osmolariteit en de volumestatus van het lichaam [s3]. Verschillende factoren, zoals angiotensine II, pijn of bepaalde medicijnen, kunnen de ADH-secretie bevorderen of remmen [s3].

Stoornissen in de ADH-balans, zoals het syndroom van inadequaat ADH-secretie (SIADH) of diabetes insipidus, leiden tot verschillende problemen in de waterhuishouding [s3]. Bij een hypothyreoïdie is het daarom belangrijk om de gehele hormonale context te beschouwen. Als er naast de hypothyreoïdie andere hormonale onevenwichtigheden zijn, kan dit de behandeling beïnvloeden. Een uitgebreide diagnostiek die verschillende hormoonspiegels in overweging neemt, maakt een geïndividualiseerde therapie mogelijk.

Goed om te weten

Centraal zenuwstelsel

Het centrale zenuwstelsel (CZS) bestaat uit de hersenen en het ruggenmerg. Het is de centrale regel- en verwerkingsinstantie van het lichaam en ontvangt informatie van het perifere zenuwstelsel. Het CZS speelt ook een rol bij de regulatie van het endocriene systeem, inclusief de schildklierfunctie.

Diabetes insipidus

Diabetes insipidus is een aandoening die wordt gekenmerkt door een tekort aan ADH of een verminderde gevoeligheid van de nieren voor ADH. Dit leidt tot een verhoogde waterafscheiding en kan leiden tot intense dorst en dehydratie.

Endocriene systeem

Het endocriene systeem bestaat uit klieren die hormonen rechtstreeks in het bloed afgeven. Deze hormonen fungeren als boodschappers en reguleren verschillende lichaamsfuncties, zoals metabolisme, groei en voortplanting. De schildklier is een belangrijk onderdeel van het endocriene systeem.

Hypothalamus

De hypothalamus is een belangrijke regio in de hersenen die fungeert als verbinding tussen het zenuwstelsel en het endocriene systeem. Het speelt een cruciale rol bij de regulatie van verschillende lichaamsfuncties, inclusief de schildklierfunctie, door hormonen vrij te geven die de hypofyse stimuleren.

TSH- en schildklierhormoonspiegels

Relatie tussen TSH- en Vrij T4-spiegels in verschillende schildkliertoestanden.

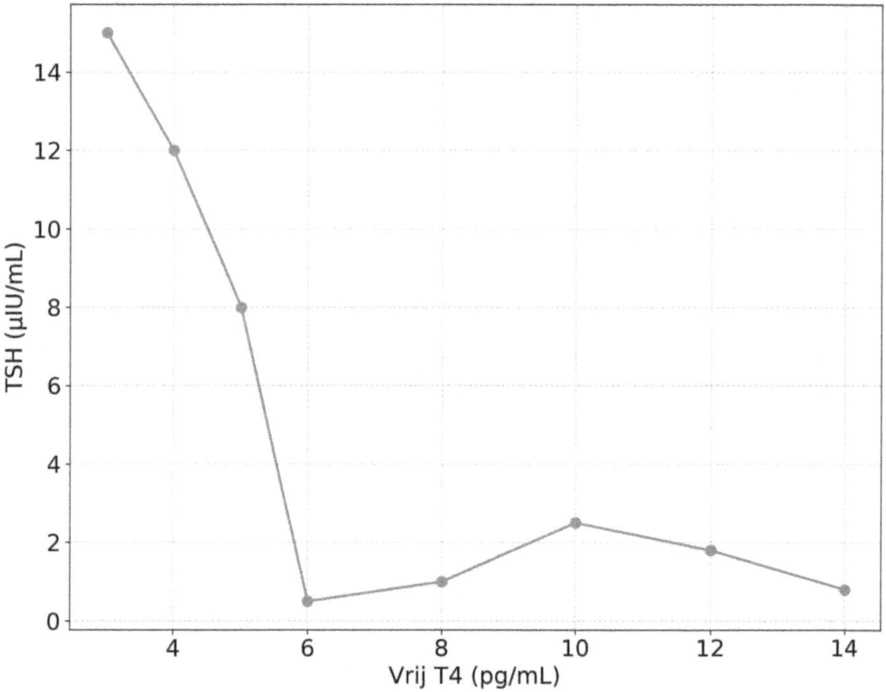

Deze grafiek toont de omgekeerde relatie tussen TSH en Vrij T4. Hoge TSH-spiegels komen overeen met lage Vrij T4-spiegels, wat wijst op hypothyreoïdie. Omgekeerd suggereren lage TSH-spiegels met hoge Vrij T4-spiegels hyperthyreoïdie. Een gebalanceerde toestand wordt weergegeven door normale spiegels van beide hormonen.

Stofwisselingsfuncties

Stofwisselingsfuncties verwijzen naar de totale biochemische processen in het lichaam die energie genereren, opslaan en gebruiken. Het basaal metabolisme (BMR) vormt het grootste deel van het dagelijkse energieverbruik [s4]. Hoewel beweging een relatief geringe directe invloed heeft op het energieverbruik, kan het indirect andere componenten van de energiehuishouding positief beïnvloeden [s4]. Regelmatige training kan de BMR op lange termijn verhogen, ook al tonen studies hierover inconsistente resultaten [s4]. Na een trainingssessie is er een kortstondige stijging van de BMR, de zogenaamde EPOC (Excess Post-exercise Oxygen Consumption), die in twee fasen plaatsvindt [s4]. Paradoxaal genoeg kunnen extreme maatregelen, zoals zeer restrictieve diëten, de BMR verlagen ondanks een verhoogde spiermassa [s4]. Een evenwichtige voeding en regelmatige lichamelijke activiteit beïnvloeden de samenstelling en functie van het lichaam [s5]. Verschillende vormen van beweging leiden tot specifieke aanpassingen [s5]. Langdurig wandelen verhoogt de vetoxidatie en de mobilisatie van vetzuren, terwijl intensief hardlopen de oxidatie van glycogeen en in de spieren opgeslagen triglyceriden stimuleert [s5]. Krachttraining met korte, intense belastingen bevordert de rekrutering van motorische eenheden en de eiwitsynthese in de spieren [s5]. Een voorbeeld: wie zijn stofwisselingsactiviteit wil verhogen, kan door regelmatige krachttraining in combinatie met duursport, zoals snelwandelen, positieve effecten bereiken. Het is belangrijk om de intensiteit en duur van de training aan te passen aan de individuele behoeften en de gezondheidstoestand. Naast de directe effecten van beweging op de stofwisseling zijn er ook indirecte effecten die worden gemedieerd door signaalmoleculen, hormonen en cytokinen, de zogenaamde "exerkines" [s6]. Deze werken op verschillende weefsels zoals de lever, vetweefsel, bloedvaten en de alvleesklier [s6]. Beweging verbetert de insulinegevoeligheid, een belangrijke factor voor een gezonde stofwisseling [s6]. Insulineresistentie, een centraal kenmerk van type 2 diabetes, gaat vaak gepaard met een verhoogde vetopslag in de lever [s6]. Ontstekingen, oxidatieve stress en stress in het endoplasmatisch reticulum zijn verbonden met stofwisselingsstoornissen die de insulinewerking in de weefsels beïnvloeden [s6]. Training verbetert de glucoseopname en -verwerking in de spieren en verhoogt zo de insulinegevoeligheid [s6]. Ook de lever speelt een belangrijke rol door de glucoseproductie en -afgifte tijdens de training aan te passen [s6].

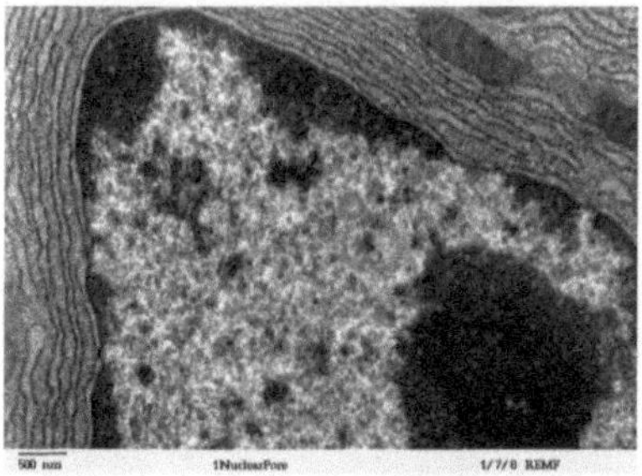

Endoplasmatisch reticulum [i3]

Goed om te weten

Endoplasmatisch Reticulum

Het endoplasmatisch reticulum (ER) is een celorganel dat betrokken is bij de eiwitsynthese en -vouwing, evenals bij de calciumstofwisseling. Stress in het ER kan bijdragen aan celfunctioneringsstoornissen en stofwisselingsproblemen die bij een hypothyreoïdie kunnen verergeren.

Insulinegevoeligheid

Insulinegevoeligheid beschrijft hoe effectief lichaamscellen reageren op insuline om glucose uit het bloed op te nemen. Een hypothyreoïdie kan de insulinegevoeligheid negatief beïnvloeden en het risico op insulineresistentie en type 2 diabetes verhogen. Beweging kan de insulinegevoeligheid verbeteren.

Motorische eenheden

Motorische eenheden bestaan uit een motorneuron en de door hem geïnnerveerde spiervezels. Krachttraining stimuleert de rekrutering van motorische eenheden, wat leidt tot een toename van de spierkracht en -massa. Dit kan helpen om spierzwakte bij een hypothyreoïdie tegen te gaan.

Vetoxidatie

Vetoxidatie is het proces waarbij vetzuren worden afgebroken voor energieproductie. Een hypothyreoïdie kan de vetoxidatie beïnvloeden, wat kan leiden tot een verhoogde vetopslag. Beweging, vooral langdurig wandelen, kan de vetoxidatie bevorderen.

Verdeling van de metabole activiteit

Illustreert de relatieve bijdrage van verschillende orgaansystemen aan de algehele stofwisseling.

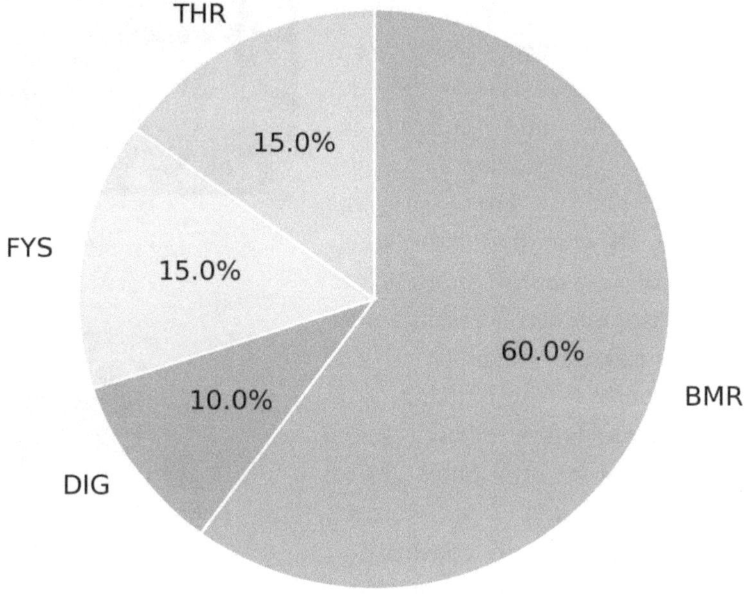

BMR: Basale Stofwisseling

FYS: Fysieke Activiteit

DIG: Spijsvertering/Overig

THR: Thermoregulatie

Het grootste deel van de metabole activiteit is bestemd voor de basale stofwisseling, wat het belang van het handhaven van de basislichaamsfuncties benadrukt. Thermoregulatie en fysieke activiteit dragen ook aanzienlijk bij, wat aangeeft dat leefstijlfactoren zoals lichaamsbeweging en omgevingstemperatuur de algehele stofwisseling kunnen beïnvloeden. Spijsvertering en andere metabolische processen vormen een kleiner, maar nog steeds essentieel, onderdeel van het totale energieverbruik. Deze verdeling onderstreept de onderlinge verbondenheid van verschillende lichaamssystemen bij het handhaven van het metabolische evenwicht, dat kan worden verstoord bij aandoeningen zoals hypothyreoïdie.

Interacties met andere organen

De schildklier, hoewel klein, beïnvloedt de functie van talrijke organen. Haar hormonen, thyroxine (T4) en trijodthyronine (T3), werken op de stofwisseling van alle cellen en regelen zo processen zoals energieproductie, groei en ontwikkeling. Bij een hypothyreoïdie, waarbij de hormoonproductie verminderd is, kunnen verschillende organen worden aangetast. Zo vertraagt bijvoorbeeld de hartslag, wat kan leiden tot een lagere bloeddruk en verminderde fysieke prestaties [s7]. De spijsvertering kan ook worden aangetast, wat zich uit in constipatie. Ook de nierfunctie kan worden beïnvloed, waardoor de waterafscheiding wordt verminderd en daardoor vochtophopingen kunnen ontstaan [s7]. Neurologische symptomen zoals concentratiestoornissen, vermoeidheid en depressieve stemmingen komen ook vaak voor. Een hypothyreoïdie kan bovendien de interacties tussen verschillende organen verstoren. Zoals bij een acute nierbeschadiging kan een hypothyreoïdie de communicatie tussen nieren, hart, longen, lever, hersenen en darm beïnvloeden [s7]. Ontstekingsprocessen en veranderingen in de hormoonhuishouding kunnen deze interacties verder versterken. Daarom is het raadzaam om bij een gediagnosticeerde hypothyreoïdie ook op mogelijke

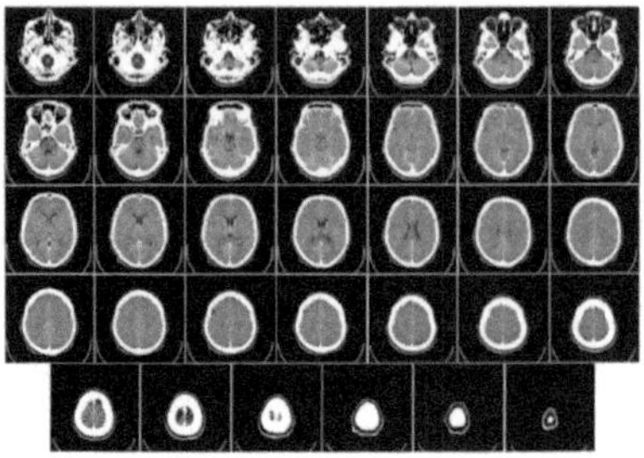

hersenen [i4]

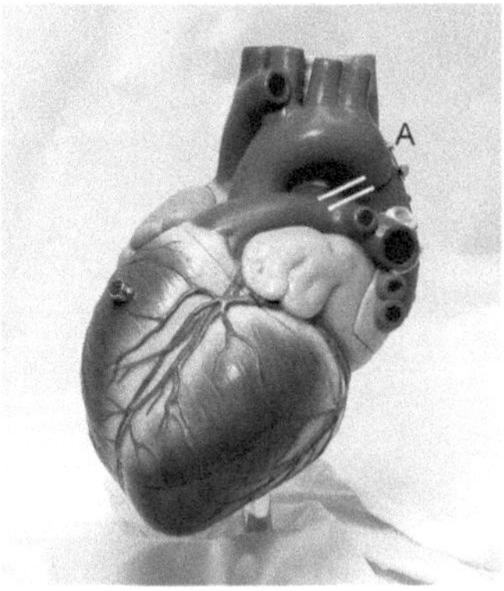

hart [i5]

bijverschijnselen van andere organen te letten en deze in het behandelplan op te nemen. Een holistische benadering, die de complexe interacties in het lichaam in overweging neemt, is cruciaal voor een succesvolle therapie. Zo kan bijvoorbeeld door aanpassing van de voeding en levensstijl, zoals regelmatige lichaamsbeweging, de functie van verschillende orgaansystemen worden ondersteund en de effecten van de hypothyreoïdie worden verzacht. Vooral mensen met bestaande nierproblemen moeten op hun schildklierwaarden letten, aangezien een onderfunctie de nierfunctie verder kan beïnvloeden [s7].

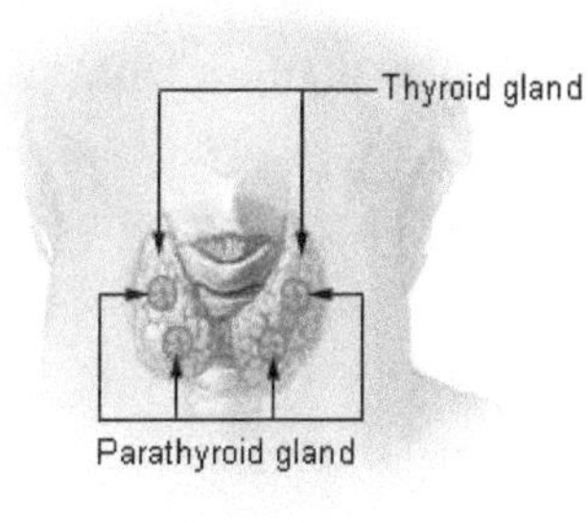

schildklier [i6]

Goed om te weten

Hersenen

De hersenen zijn het centrale controleorgaan van het lichaam en verantwoordelijk voor de verwerking van informatie, de aansturing van bewegingen en de regulering van emoties. Schildklierhormonen zijn essentieel voor de ontwikkeling en functie van de hersenen.

Nieren

De nieren zijn paargewijs aangelegde organen die verantwoordelijk zijn voor de filtering van het bloed en de uitscheiding van afvalstoffen in de urine. Ze spelen ook een belangrijke rol bij de regulering van de water- en elektrolytenhuishouding in het lichaam.

Schildklier

De schildklier is een klein, vlindervormig orgaan in de hals dat hormonen produceert die de stofwisseling, groei en ontwikkeling reguleren. Een onderfunctie van de schildklier kan leiden tot een verscheidenheid aan symptomen, omdat de hormoonproductie verminderd is.

Stofwisseling

De stofwisseling omvat alle chemische processen in het lichaam die energie genereren en gebruiken om vitale functies in stand te houden. Dit omvat de omzetting van voedsel in energie, de opbouw van lichaamsweefsel en de uitscheiding van afvalstoffen.

Orgaaninteractie bij hypothyreoïdie

Impact van hypothyreoïdie op verschillende orgaansystemen, gecategoriseerd op interactie-intensiteit en hormoonspiegel.

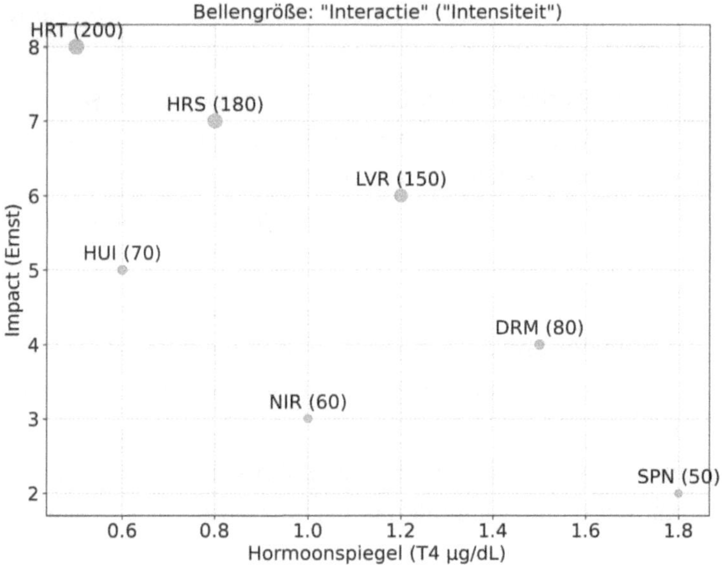

Blasengröße: Interactie (Intensiteit)

DRM: Darmen
HRS: Hersenen
HRT: Hart
HUI: Huid
LVR: Lever
NIR: Nieren
SPN: Spieren

Het bellendiagram laat een complexe wisselwerking zien tussen de schildklier en andere orgaansystemen. De grotere bellen, die sterkere interacties vertegenwoordigen, benadrukken de significante impact van schildklierhormonen op metabolisch actieve organen zoals het hart, de hersenen en de lever. De kleinere bellen duiden op een geringere, maar nog steeds aanwezige, invloed op andere systemen zoals de darmen en de huid. De variërende posities op de y-as suggereren dat verschillende hormoonspiegels verschillende effecten hebben op elk orgaansysteem, waarbij sommige organen gevoeliger zijn voor fluctuaties dan andere.

Concrete adviezen

- ○ Visualiseer de hypothalamus als de dirigent van uw hormoonsysteem en beschouw de schildklier als een belangrijk lid van het orkest.
- ○ Volg de wegen van de schildklierhormonen in het lichaam door de doelorganen voor te stellen als kaartpunten en hun verbindingen te visualiseren.
- ○ Maak een tabel die de anatomische structuren van de schildklier (bijv. follikels, C-cellen) koppelt aan hun fysiologische functies (bijv. hormoonproductie, calcitonine-afgifte).
- ○ Bouw een model van de schildklier en de hypothalamus van klei om de ruimtelijke relaties en de verhoudingen beter te begrijpen.
- ○ Ontwikkel een persoonlijk schildklierdagboek om uw lichaamsignalen (bijv. vermoeidheid, koudegevoeligheid) te documenteren en zo mogelijke verbanden met de schildklierfunctie te herkennen.
- ○ Verken de anatomie van het hypothalamus-hypofyse-schildklier systeem met behulp van interactieve anatomie-apps of online bronnen.
- ○ Bespreek met uw arts of apotheker de interacties van schildklierhormonen met andere medicijnen om mogelijke negatieve invloeden te minimaliseren.
- ○ Informeer naar de rol van het autonome zenuwstelsel bij de regulatie van de schildklierfunctie en verken ontspanningstechnieken om stress te verminderen.
- ○ Stel je de schildklier voor als een kleine, maar krachtige energiecentrale die uw gehele metabolisme beïnvloedt en visualiseer hoe haar hormonen de energiestroom in uw cellen aansteken.

1. 2 Diagnostische procedures

De diagnose van een schildklieronderfunctie vereist nauwkeurige procedures om foutieve diagnoses en onnodige behandelingen te voorkomen. Laboratoriumonderzoeken leveren objectieve gegevens over hormoon- en antilichaamspiegels, terwijl beeldvormende technieken zoals echografie, CT en MRI de schildklierstructuur visualiseren. Daarnaast biedt de functiediagnostiek gedetailleerde inzichten in de hormoonactiviteit en helpt het de ernst van de aandoening te bepalen. Ontdek in dit hoofdstuk hoe deze procedures u kunnen helpen de weg naar een gezonde schildklier te vinden.

De interpretatie van diagnostische tests, inclusief laboratoriumwaarden en beeldvormende technieken, vereist de overweging van individuele factoren zoals leeftijd, geslacht, etnische afkomst, voeding, medicatie en medische geschiedenis voor een uitgebreide en nauwkeurige diagnose.

Laboratoriumonderzoeken

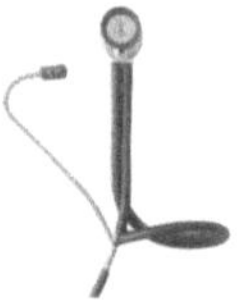

Laboratoriumonderzoeken vormen een belangrijke basis voor diagnose en therapieplanning, doordat ze objectieve gegevens over de gezondheidstoestand leveren. Hierbij worden lichaamsvloeistoffen of -weefsels zoals bloed, urine of Liquor cerebrospinalis geanalyseerd. [s8] [s9] Een laborant of arts evalueert de monsters en vergelijkt de resultaten met normwaarden. [s8] Deze referentiewaarden houden rekening met factoren zoals leeftijd, geslacht en etnische afkomst. [s8] Laboratoriumwaarden kunnen bij een jonge man anders geïnterpreteerd worden dan bij een oudere vrouw. Ook voeding, medicatie en de correcte uitvoering van voorbereidingsstappen, zoals nuchter zijn voor de bloedafname, beïnvloeden de meetresultaten. [s8] Een voorbeeld hiervan is de bepaling van de bloedsuikerspiegel, die na voedselinname naar verwachting hoger is dan in nuchtere toestand. Laboratoriumonderzoeken dienen niet alleen voor het stellen van diagnoses, maar ook voor het monitoren van ziekten en het beoordelen van het therapie-effect. [s8] Ze bieden inzicht in verschillende gebieden, waaronder orgaanfuncties, stofwisselingsprocessen, vloeistof- en elektrolytenbalans evenals hormoon- en eiwitspiegels. [s10] [s11] Zo kunnen naast de schildklierfunctie ook nier- en leverwaarden, elektrolyten en auto-immuunmarkers onderzocht worden. [s11] De resultaten worden in de

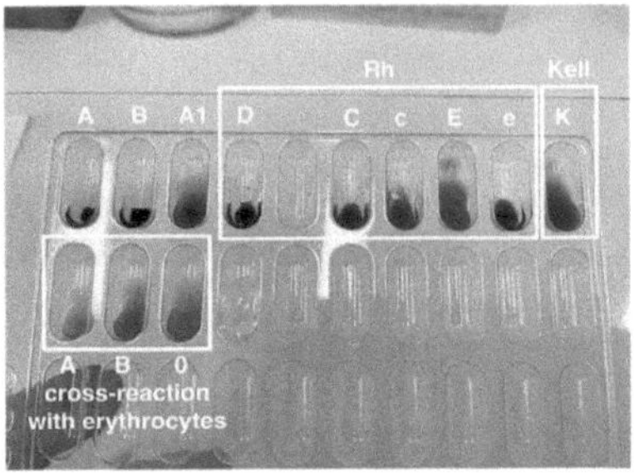

Bloed [i7]

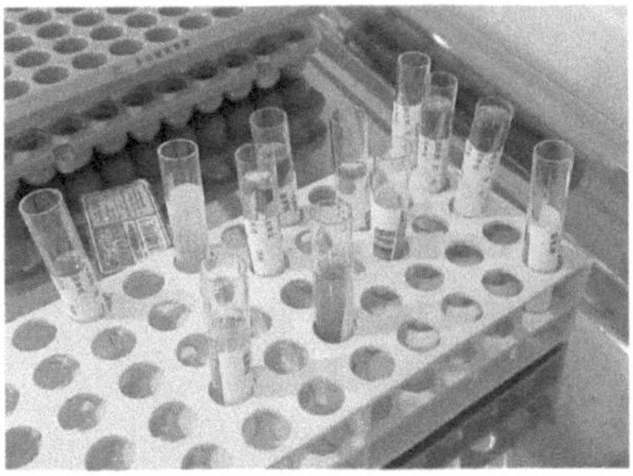

Urine [i8]

context van de individuele medische geschiedenis geïnterpreteerd om een volledig beeld te krijgen. [s10] Een studie toonde aan dat een aanzienlijk deel van de laboratoriumonderzoeken leidde tot nieuwe diagnoses en behandelingen, wat hun diagnostische en therapeutische waarde onderstreept. [s12] Voor genetische tests, die erfelijke aandoeningen kunnen identificeren, moet een laboratorium dat gecertificeerd is voor klinische tests worden gekozen. [s9]

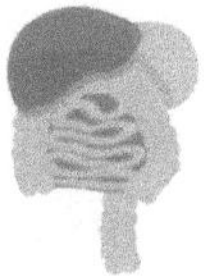

Goed om te weten

Auto-immuunmarkers
Bij verdenking van Hashimoto-thyreoiditis, een veelvoorkomende oorzaak van schildklieronderfunctie, worden auto-immuunmarkers in het bloed bepaald om de diagnose te bevestigen.

Liquor cerebrospinalis
Het onderzoek van het liquor kan relevant zijn bij verdenking van neurologische betrokkenheid in verband met een schildklieronderfunctie, maar is doorgaans niet routinematig vereist.

Vloeistof- en elektrolytenbalans
Een schildklieronderfunctie kan de vloeistof- en elektrolytenbalans beïnvloeden. Daarom is het belangrijk om deze parameters in het kader van de diagnostiek te controleren om mogelijke onevenwichtigheden te herkennen en te corrigeren.

Schildklierwaarden in vergelijking

Vergelijking van belangrijke schildklierparameters.

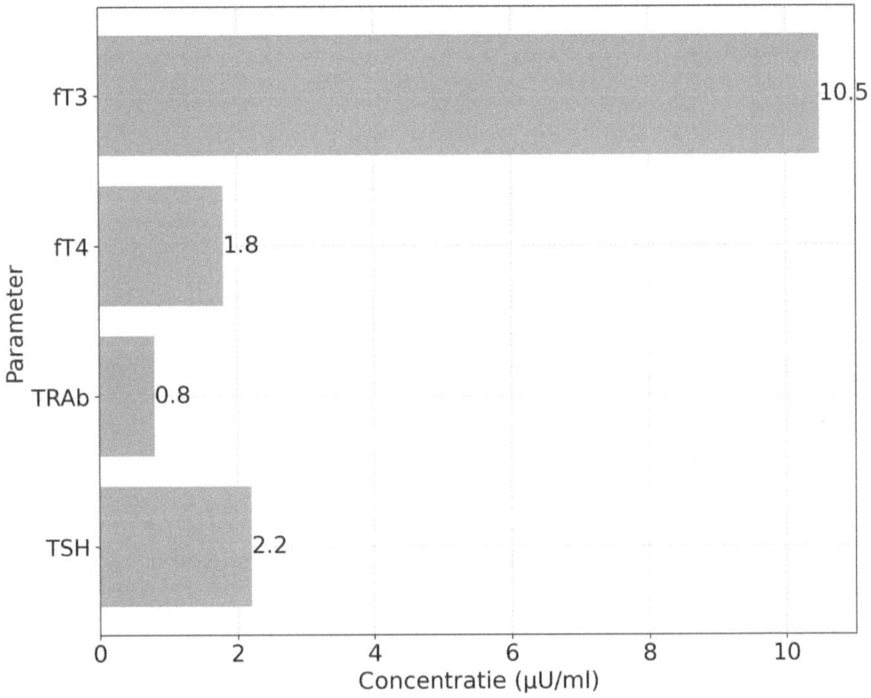

fT3: fT3

fT4: fT4

TRAb: TRAb

TSH: TSH

TSH is aanzienlijk verhoogd, terwijl fT3 en fT4 in het onderste normale bereik liggen. Dit wijst op een traag werkende schildklier. De verhoogde TRAb-waarde wijst op een auto-immuunoorzaak, bijvoorbeeld Hashimoto-thyreoïditis.

Beeldvormende procedures

Beeldvormende procedures visualiseren lichaamsstructuren en -functies en leveren zo belangrijke informatie voor de diagnose van schildklieraandoeningen. Verschillende technieken zoals Echografie, Computertomografie (CT) en Magnetresonanctomografie (MRT) worden toegepast. [s13] Echografie maakt gebruik van ongevaarlijke geluidsgolven om beelden van organen te creëren. Deze procedure is pijnloos en komt zonder stralingsbelasting. [s14] CT-opnamen combineren daarentegen röntgenstralen met computertechnologie om driedimensionale beelden te maken die bijvoorbeeld stenen, vernauwingen of tumoren zichtbaar kunnen maken. [s14] MRT gebruikt magnetische velden en radiogolven om gedetailleerde beelden van organen en weefsels te creëren. De keuze van de geschikte procedure hangt af van de individuele situatie en de vraagstelling. Zo kan een echografie van de schildklier eerste aanwijzingen geven voor veranderingen, terwijl een CT of MRT kan worden ingezet voor verdere verduidelijking. De combinatie van verschillende beeldvormende procedures kan de diagnostische nauwkeurigheid verhogen. [s15] Een patiënt met knobbels in de schildklier kan aanvankelijk met echografie worden onderzocht. Als hier de verdenking op een kwaadaardige bevinding ontstaat, kan een CT of MRT verdere informatie leveren en zo de beslissing over een biopsie ondersteunen. [s15] Terwijl echografie doorgaans als laag-risico wordt beschouwd, moeten er bij CT en MRT bepaalde voorzorgsmaatregelen worden genomen. Patiënten met metalen onderdelen in het lichaam (bijv. pacemakers) moeten dit absoluut met de arts bespreken voordat ze een MRT-onderzoek ondergaan. [s13] Ook de stralingsbelasting bij CT-onderzoeken moet in overweging worden genomen. [s16] De arts kiest de procedure die het beste geschikt is voor de patiënt, rekening houdend met de individuele voordelen en de potentiële risico's. [s16]

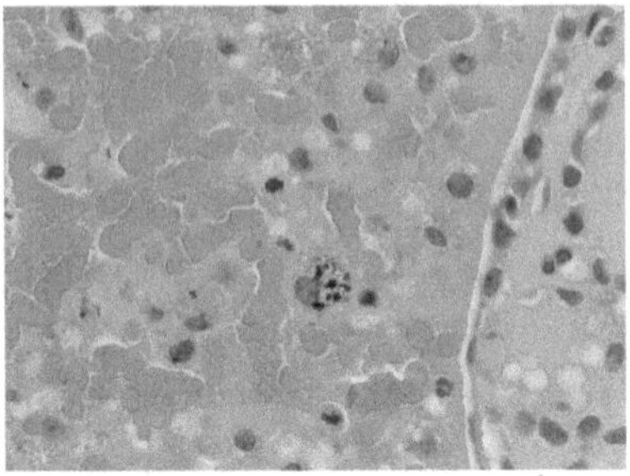

Biopsie [i9]

Goed om te weten

Biopsie

Het afnemen van een kleine weefselmonster uit de schildklier voor microscopisch onderzoek. Dit wordt uitgevoerd om vast te stellen of een knobbel goedaardig of kwaadaardig is.

Echografie

Een beeldvormende procedure die geluidsgolven gebruikt om de schildklier te onderzoeken en veranderingen in grootte, vorm en structuur te herkennen. Het is bijzonder nuttig om knobbels te identificeren en hun eigenschappen te beoordelen.

Frequentie van schildklierfunctietesten

Verdeling van diagnostische beeldvorming en bloedtesten voor hypothyreoïdie.

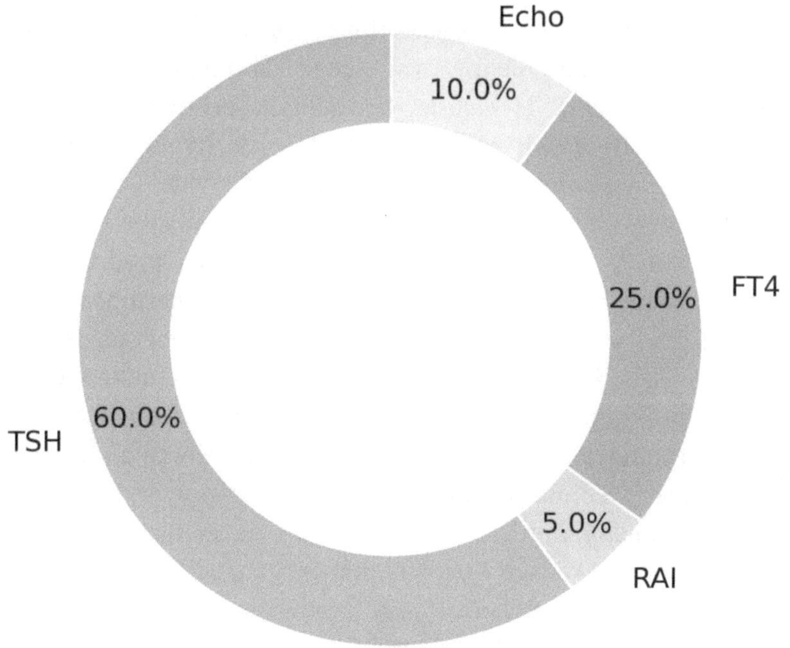

Echo: Echografie

RAI: Radionuclide beeldvorming

FT4: Vrije T4-test

TSH: TSH-test

Bloedonderzoek, met name TSH en fT4, zijn de meest gebruikte methoden voor het diagnosticeren en controleren van hypothyreoïdie, wat hun cruciale rol bij het beoordelen van schildklierhormoonspiegels weerspiegelt. Hoewel beeldvormende technieken zoals echografie en schildklierscans structurele informatie verschaffen, worden ze minder vaak gebruikt, wat aangeeft dat ze een aanvullende rol spelen bij het evalueren van specifieke gevallen of complicaties.

Functiediagnostiek

Functiediagnostiek bij hypothyreoïdie richt zich op de evaluatie van de hormonale activiteit om de oorzaak en de ernst van de aandoening te bepalen. Schildklierhormonen, thyroxin_t en trijodthyronin_t, spelen een cruciale rol in de stofwisseling, groei en ontwikkeling. [s17] Daarom omvat de functiediagnostiek de meting van deze hormonen in het bloed. Daarnaast wordt de TSH-waarde, het schildklierstimulerend hormoon, geanalyseerd. TSH wordt geproduceerd door de hypofyse en reguleert de productie van schildklierhormonen. Een verhoogde TSH-waarde kan wijzen op een hypothyreoïdie, omdat de hypofyse probeert de schildklier aan te sporen om meer hormonen te produceren. [s17] Omgekeerd duidt een lage TSH-waarde, met tegelijkertijd normale T3- en T4-waarden, vaak op een disfunctie van de hypofyse. [s18] Naast T3, T4 en TSH kunnen andere parameters, zoals auto-antilichamen tegen de schildklier, in de functiediagnostiek worden opgenomen. Deze antilichamen kunnen wijzen op een auto-immuunziekte als oorzaak van hypothyreoïdie. De interpretatie van de laboratoriumresultaten gebeurt altijd in samenhang met de symptomen en de medische geschiedenis van de patiënt. Zo kan een patiënt met onspecifieke symptomen zoals vermoeidheid en gewichtstoename door de functiediagnostiek een hypothyreoïdie gediagnosticeerd krijgen, ook al wijken de hormoonwaarden slechts minimaal af van de norm. De nauwkeurige meting en interpretatie van de schildklierhormoonspiegels is cruciaal voor een correcte diagnose en therapieplanning. [s17] Als bijvoorbeeld de TSH-waarde bij een patiënt duidelijk verhoogd is, terwijl T3 en T4 laag zijn, bevestigt dit de diagnose van hypothyreoïdie en maakt het de start van een bijbehorende hormoontherapie mogelijk. Moderne moleculaire tests kunnen bovendien helpen om het individuele risico op bepaalde schildklieraandoeningen te bepalen en zo een gepersonaliseerde behandelingsstrategie te ontwikkelen. [s17] Daarbij is de correcte

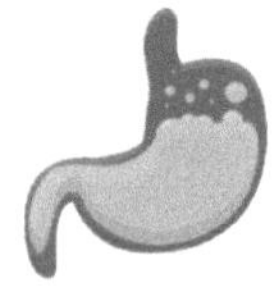

uitvoering en interpretatie van de tests essentieel om foutdiagnoses en daaruit voortvloeiende therapiefouten te vermijden. [s17] De correcte bepaling van de schildklierfunctie is daarom een complex proces dat een zorgvuldige evaluatie van alle relevante factoren vereist.

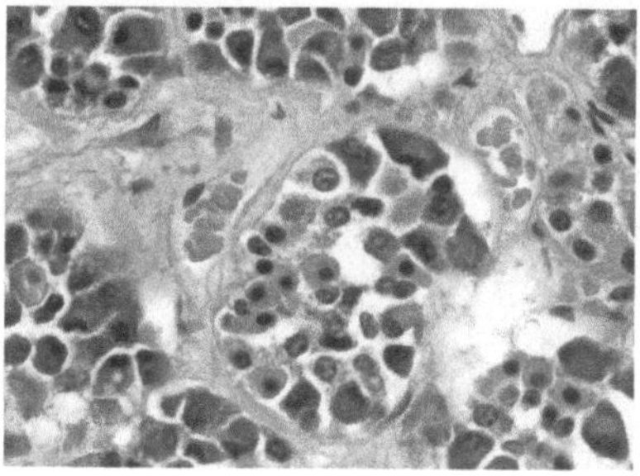

hypofyse [i10]

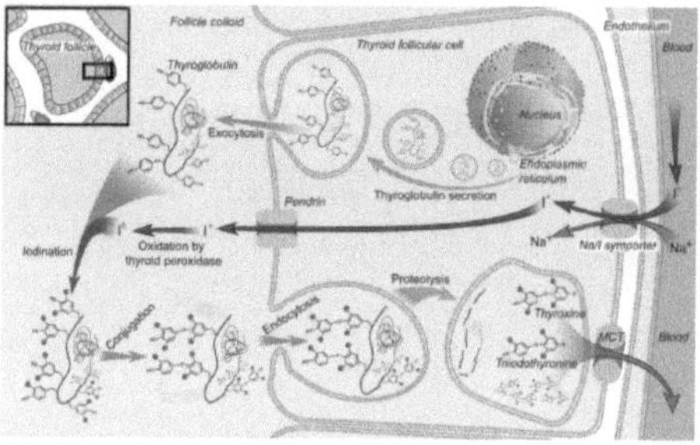

Thyroxine [i11]

Goed om te weten

Moleculaire Tests

Moleculaire tests onderzoeken genetische veranderingen die gepaard kunnen gaan met een verhoogd risico op schildklieraandoeningen. Deze tests kunnen helpen om de kans op hypothyreoïdie vroegtijdig in te schatten en preventieve maatregelen te nemen.

Diagnostische parameters bij hypothyreoïdie

Vergelijking van diagnostische waarden bij het differentiëren van hypothyreoïdie subtypes

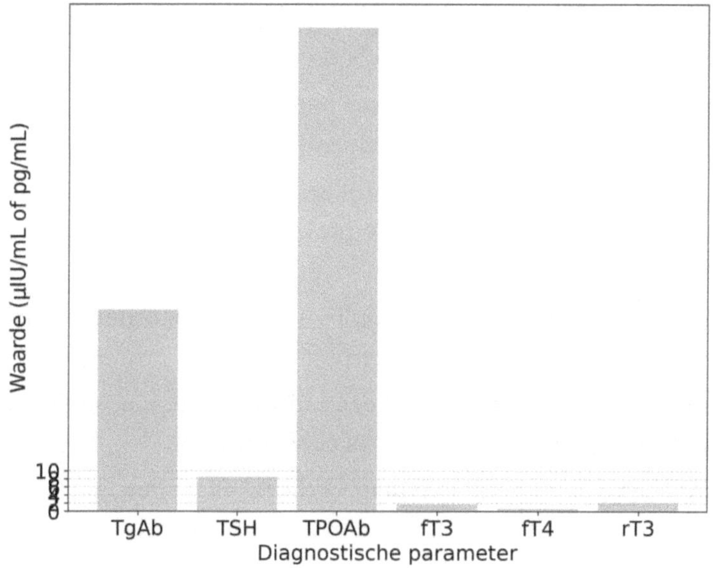

fT3: Vrij trijoodthyronine (T3)

fT4: Vrij thyroxine (T4)

rT3: Omgekeerd trijoodthyronine (rT3)

TgAb: Thyroglobuline antilichamen

TPOAb: Thyroperoxidase-antilichamen

TSH: Thyroïdstimulerend hormoon

Verhoogde TSH-waarden zijn een kenmerk van primaire hypothyreoïdie, vaak gepaard gaande met lage fT4- en fT3-waarden. Secundaire hypothyreoïdie, afkomstig van de hypofyse, toont lage TSH samen met verlaagde fT4 en fT3. Subklinische hypothyreoïdie presenteert zich met verhoogde TSH maar normale fT4 en fT3, wat wijst op een vroege stadia van de ziekte. Het gezamenlijk analyseren van deze parameters helpt bij het differentiëren van de oorzaken en ernst van hypothyreoïdie, wat de behandelingsstrategieën stuurt.

Concrete adviezen

- Vergelijk de schildklierwaarden van verschillende familieleden om mogelijke genetische predisposities voor schildklieraandoeningen te herkennen.
- Maak een tijdlijn van uw eerdere schildklierwaarden en markeer levensgebeurtenissen om mogelijke verbanden te identificeren.
- Houd een voedingsdagboek bij en noteer voedingsmiddelen die mogelijk uw schildklierfunctie beïnvloeden.
- Gebruik medische databases om studies naar nieuwe diagnostische procedures voor schildklieraandoeningen te onderzoeken.
- Bespreek met uw arts de mogelijkheid van een echografie van de schildklier als onderdeel van de preventieve zorg, ook zonder concrete klachten.
- Stel kritisch de betekenis van individuele laboratoriumwaarden in vraag en eis een holistische interpretatie van de resultaten.
- Ontwikkel samen met uw arts een individueel diagnoseplan dat is gebaseerd op uw persoonlijke risicobeoordeling.
- Informeer naar alternatieve diagnostische methoden, zoals thermografie, en bespreek de toepassingsmogelijkheden met uw arts.
- Observeer regelmatig uw lichaamstemperatuur om mogelijke schommelingen in verband met de schildklierfunctie vroegtijdig te herkennen.
- Zoek naar gespecialiseerde laboratoria die uitgebreide schildklierdiagnostiek, zoals auto-antilichaamtesten, aanbieden.
- Vergelijk de sensitiviteit en specificiteit van verschillende schildkliertesten om de meest geschikte onderzoeksmethode te kiezen.
- Documenteer het exacte inname tijdstip van uw schildkliermedicatie en noteer mogelijke bijwerkingen.
- Reflecteer over de invloed van omgevingsfactoren, zoals vervuiling, op uw schildklierfunctie.

1. 3 Risicofactoren en preventie

Genetische aanleg en omgevingsfactoren beïnvloeden het risico op een schildklieronderfunctie aanzienlijk. Het begrijpen van deze factoren maakt het mogelijk om preventieve maatregelen te nemen en de schildkliergezondheid positief te beïnvloeden. Jodium, vitamine D, selenium en stress spelen hierbij een belangrijke rol. Ontdek in dit hoofdstuk hoe u uw individuele risicofactoren kunt herkennen en door gerichte maatregelen uw schildklier kunt beschermen.

Hoewel een genetische aanleg het risico op schildklieraandoeningen sterk beïnvloedt, spelen omgevingsfactoren en levensstijl een belangrijke rol bij de ontwikkeling van de ziekte en kunnen ze positief worden beïnvloed door gerichte maatregelen.

Genetische Dispositie

Uw genen beïnvloeden aanzienlijk uw risico op het ontwikkelen van een hypothyreoïdie, met name de auto-immuunvorm. Studies tonen aan dat genetische factoren verantwoordelijk zijn voor 70 tot 80% van de vatbaarheid voor auto-immuun schildklieraandoeningen [s19]. Dit betekent dat de aanleg voor deze aandoeningen erfelijk kan zijn. Concreet zijn bepaalde genen die betrokken zijn bij de regulatie van het immuunsysteem en de schildklierfunctie, geassocieerd met een verhoogd risico. Dit omvat onder andere HLA-DR3, CTLA-4, CD40, PTPN22, evenals genen die de blauwdruk voor thyreoglobuline en de TSH-receptor bevatten [s19]. Een familiale clustering van schildklieraandoeningen – bijvoorbeeld wanneer ouders of broers en zussen getroffen zijn – kan dus te wijten zijn aan gemeenschappelijke genetische kenmerken [s20]. Ook tweelingstudies onderbouwen de sterke invloed van genen: Eeneiige tweelingen, die genetisch identiek zijn, worden aanzienlijk vaker beide getroffen door een auto-immuun schildklieraandoening dan twee-eiige tweelingen, die genetisch slechts zo vergelijkbaar zijn als andere broers en zussen [s20]. Als er in uw familie vaak schildklieraandoeningen voorkomen, moet u dit aan uw arts vermelden om vroegtijdig controleonderzoeken te laten uitvoeren. Want hoewel de genetische aanleg niet kan worden veranderd, kunnen mogelijke vervolgziekten door tijdige diagnose en therapie worden voorkomen of ten minste worden verzacht.

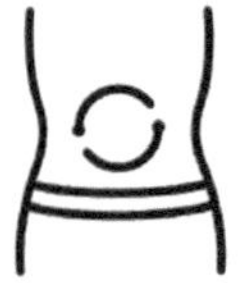

Omgevingsfactoren zoals voeding, blootstelling aan chemicaliën of jodiumtekort kunnen ook het risico beïnvloeden [s19] [s21], maar het genetische aandeel is dominant bij de ontwikkeling van auto-immuun schildklieraandoeningen. Ook kunnen epigenetische veranderingen – dat wil zeggen veranderingen in de genactiviteit die niet gebaseerd zijn op mutaties in de DNA-sequentie – door omgevingsfactoren en voeding worden beïnvloed en invloed hebben op de ontwikkeling van ziekten

[s21]. Een gezonde levensstijl met een evenwichtige voeding kan hiertegen werken.

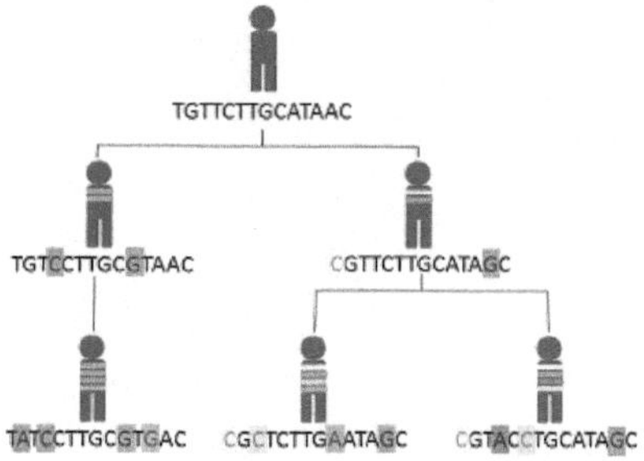

Mutaties [i12]

Genetische aanleg voor hypothyreoïdie

Verdeling van genetische risicofactoren voor hypothyreoïdie.

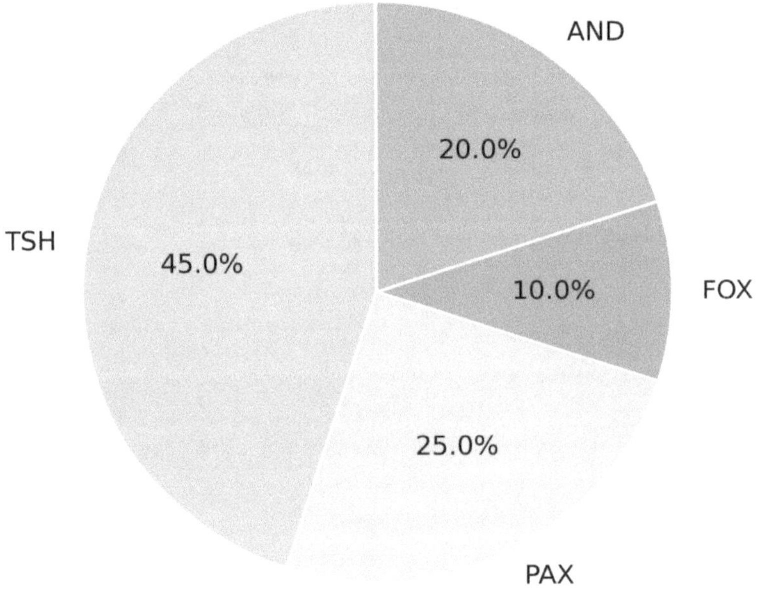

AND: Andere genetische factoren

FOX: FOXE1-genvariaties

PAX: PAX8-genvariaties

TSH: TSHR-genvariaties

Het cirkeldiagram illustreert de relatieve bijdrage van verschillende genvariaties aan het algehele risico op het ontwikkelen van hypothyreoïdie. Variaties in het TSHR-gen vertegenwoordigen een aanzienlijk deel, wat het belang van dit gen in de regulatie van schildklierhormonen benadrukt. Hoewel PAX8- en FOXE1-variaties individueel minder bijdragen, onderstreept hun gecombineerde invloed de complexe interactie van meerdere genen in de ontwikkeling van ziekten. Inzicht in deze genetische risicofactoren kan helpen bij het personaliseren van behandelingsstrategieën voor hypothyreoïdie.

Milieu-invloeden

Milieu-factoren kunnen de schildklierfunctie beïnvloeden en zo bijdragen aan de ontwikkeling van een onderfunctie. Naast jodium, dat zowel bij een tekort als bij een overschot problemen kan veroorzaken [s22], spelen ook andere factoren een rol. Stress, roken, infecties en de periode na een zwangerschap kunnen het risico op schildklierproblemen verhogen [s23]. Ook een tekort aan vitamine D en selenium wordt in verband gebracht met auto-immuunziekten van de schildklier [s24]. Een voorbeeld hiervan is de Hashimoto-thyreoïditis, een veelvoorkomende oorzaak van schildklieronderfunctie, waarbij het eigen immuunsysteem de schildklier aanvalt. Een voldoende vitamine D- en seleniumspiegel kan daarom de schildkliergezondheid ondersteunen. Bovendien kunnen de levensomstandigheden van de moeder tijdens de zwangerschap en de voeding van het kind na de geboorte de latere schildklierfunctie van het kind beïnvloeden [s25]. Aanstaande moeders zouden daarom op een gezonde levensstijl moeten letten. Deze bevindingen benadrukken dat naast genetische aanleg ook milieu-factoren relevant zijn voor de schildkliergezondheid. Een gezonde levensstijl met een evenwichtige voeding en stressmanagement kan helpen het risico op een schildklieronderfunctie te minimaliseren.

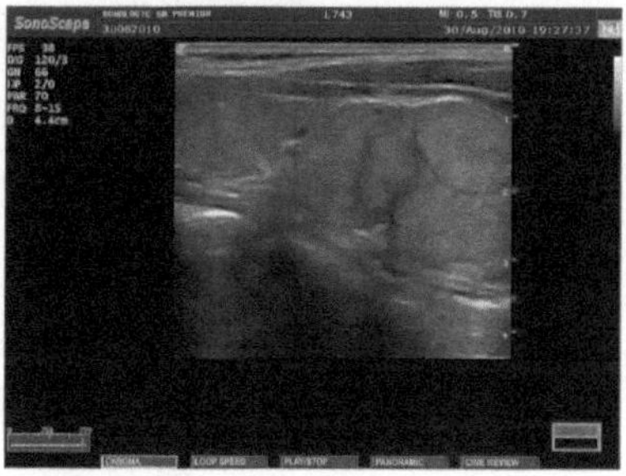

Hashimoto-thyreoïditis [i13]

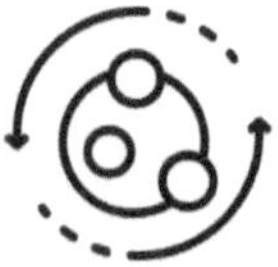

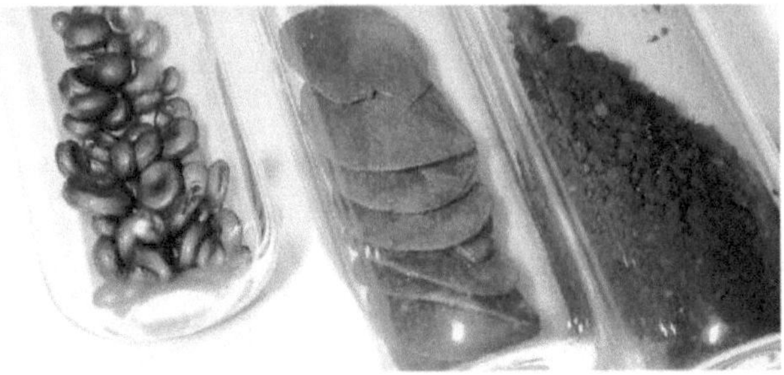

Selenium [i14]

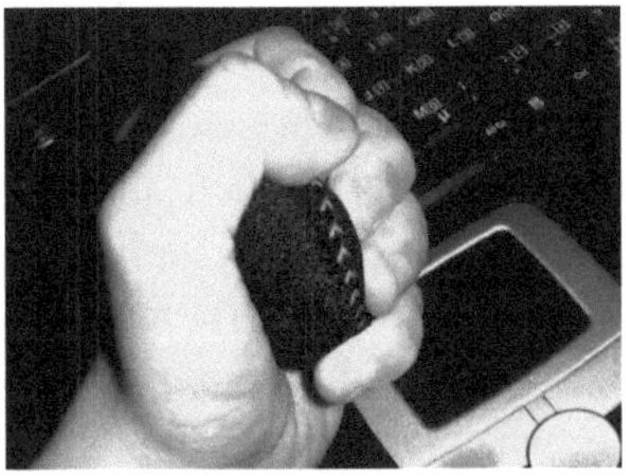

Stress [i15]

Goed om te weten

Hashimoto-thyreoïditis

Een auto-immuunziekte waarbij het immuunsysteem de schildklier aanvalt en chronisch ontstoken is. Dit leidt tot een geleidelijke vernietiging van het schildklierweefsel en vaak tot een schildklieronderfunctie. Genetische factoren, jodiumtekort, stress en andere milieu-factoren kunnen de ontwikkeling van Hashimoto-thyreoïditis bevorderen.

Jodium

Een essentieel spoorelement dat nodig is voor de productie van schildklierhormonen. Zowel een jodiumtekort als een jodiumoverschot kunnen de schildklierfunctie beïnvloeden en het risico op een schildklieronderfunctie verhogen. De jodiuminname moet daarom binnen het optimale bereik liggen.

Vitamine D

Vitamine D speelt een rol in het immuunsysteem en kan invloed hebben op auto-immuunziekten zoals Hashimoto-thyreoïditis. Een voldoende vitamine D-spiegel kan het risico op de ontwikkeling van deze ziekte en daarmee een schildklieronderfunctie verminderen.

Invloed van de omgeving op de schildklierfunctie

Relatieve invloed van omgevingsfactoren

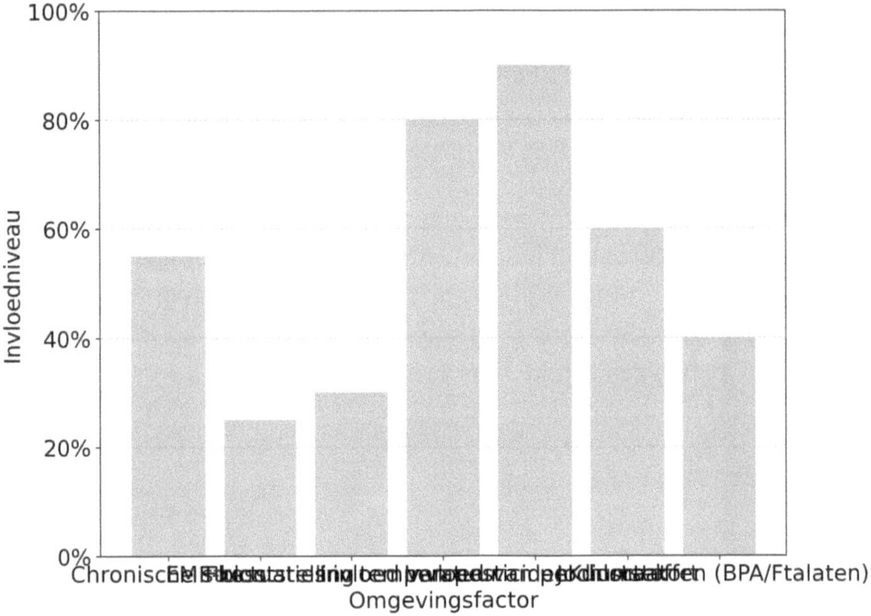

EMF: EMF-blootstelling

Flu: Fluctuaties in temperatuur

Iod: Jodiumtekort

Per: Invloed van perchloraat

Pes: Invloed van pesticiden

Pla: Kunststoffen (BPA/Ftalaten)

Str: Chronische stress

Blootstelling aan bepaalde gifstoffen uit de omgeving, zoals perchloraat en pesticiden, kan de productie van schildklierhormonen aanzienlijk belemmeren. Terwijl stress en jodiumtekort een matige rol spelen, hebben factoren zoals temperatuurschommelingen en EMF-blootstelling een kleinere, maar toch merkbare, impact. Dit benadrukt het belang van het minimaliseren van blootstelling aan belangrijke gifstoffen om een optimale schildklierfunctie te ondersteunen.

Preventieve maatregelen

Preventieve maatregelen tegen een hypothyreoïdie richten zich voornamelijk op het minimaliseren van beïnvloedbare risicofactoren en het vroegtijdig herkennen van veranderingen. Aangezien de genetische aanleg niet veranderbaar is, krijgen omgevingsfactoren en de omgang daarmee meer betekenis. Een jodiumrijke voeding is belangrijk voor de productie van schildklierhormonen, maar zowel jodiumtekort als een jodiumoverschot kunnen de schildklierfunctie beïnvloeden. Daarom is een evenwichtige jodiuminname, bijvoorbeeld door het consumeren van gejodeerd zout en zeevis, raadzaam, terwijl voedingssupplementen met jodium alleen na overleg met een arts moeten worden ingenomen [s26]. Naast jodium spelen ook andere voedingsstoffen zoals vitamine D en selenium een rol bij de gezondheid van de schildklier. Een tekort aan deze voedingsstoffen wordt in verband gebracht met een verhoogd risico op auto-immuun schildklieraandoeningen. Een evenwichtige voeding die rijk is aan vitamine D (bijvoorbeeld vette vis, eieren) en selenium (bijvoorbeeld paranoten, volle granen) kan daarom de schildklierfunctie ondersteunen. Naast een gezonde voeding kunnen andere maatregelen bijdragen aan het verminderen van het risico op hypothyreoïdie. Chronische stress kan de schildklierfunctie negatief beïnvloeden. Ontspanningstechnieken zoals yoga, meditatie of autogene training kunnen helpen om stress te verminderen en zo de gezondheid van de schildklier te bevorderen. Roken verhoogt het risico op verschillende schildklieraandoeningen, waaronder hashimotothyreoiditis. Stoppen met roken is daarom een belangrijke preventieve maatregel. Aangezien infecties ook de schildklier kunnen belasten, zijn algemene maatregelen voor infectiepreventie, zoals regelmatig handen wassen, raadzaam [s26]. Ook vaccinaties die door de arts worden aanbevolen, kunnen helpen om het risico op infecties en hun gevolgen voor de schildklier te minimaliseren [s26]. Het innemen van medicijnen moet altijd met de arts worden besproken om mogelijke interacties met de schildklierfunctie te vermijden [s26]. Voor patiënten met een gediagnosticeerde hypothyreoïdie kan het dragen van een medisch identificatiearmband zinvol zijn [s26]. Dit armband informeert in geval van nood medisch personeel over de aandoening en kan zo een snelle en adequate behandeling waarborgen.

Goed om te weten

Auto-immuun schildklieraandoeningen

Bij auto-immuun schildklieraandoeningen valt het immuunsysteem de schildklier aan en veroorzaakt ontstekingen die kunnen leiden tot hypothyreoïdie. Voorbeelden hiervan zijn Hashimoto-thyreoïditis en de ziekte van Graves.

Infectiepreventie

Infecties kunnen de schildklier belasten en ontstekingen veroorzaken. Maatregelen voor infectiepreventie, zoals regelmatig handen wassen en vaccinaties, kunnen het risico op schildklierproblemen verminderen.

Jodiumoverschot

Een jodiumoverschot kan de schildklierfunctie verstoren en ook problemen veroorzaken. Daarom is een evenwichtige jodiuminname belangrijk om de schildklier niet te overbelasten.

Jodiumtekort

Een jodiumtekort kan de productie van schildklierhormonen beïnvloeden en het risico op hypothyreoïdie verhogen. Een adequate jodiumvoorziening is belangrijk voor de gezondheid van de schildklier.

Effectiviteit van preventieve maatregelen

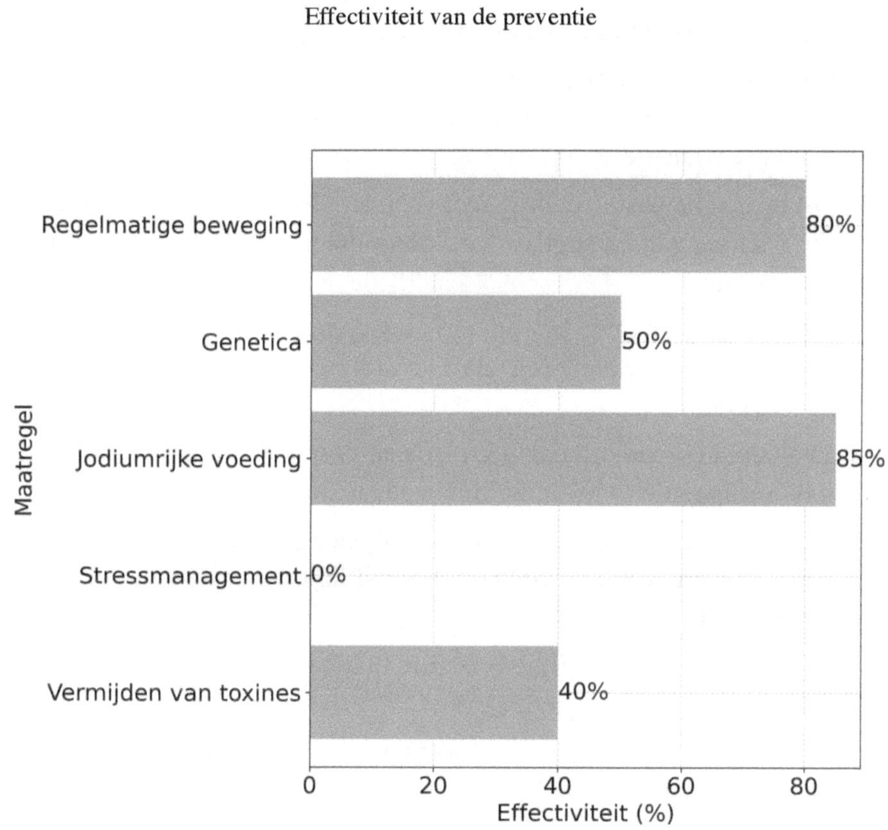

BEW: Regelmatige beweging

GEN: Genetica

JOD: Jodiumrijke voeding

STR: Stressmanagement

TOX: Vermijden van toxines

Het horizontale staafdiagram toont de effectiviteit van verschillende preventieve maatregelen tegen hypothyreoïdie. Een jodiumrijk dieet en het vermijden van schildkliertoxines tonen de hoogste effectiviteit, terwijl stressmanagement en regelmatige lichaamsbeweging een matige invloed hebben. Een genetische predispositie kan niet worden beïnvloed.

Concrete adviezen

- Bespreek met familieleden hun schildkliergezondheid en mogelijke familiale concentraties van schildklierproblemen.
- Reflecteer op uw omgang met stress en ontwikkel individuele strategieën voor stressreductie, bijvoorbeeld door regelmatig in de natuur te wandelen.
- Let op een bewuste voeding met veel vers fruit en groenten om de voorziening van belangrijke micronutriënten voor de schildklier te waarborgen.
- Integreer regelmatige beweging in uw dagelijks leven om de stofwisseling te stimuleren en de schildklierfunctie positief te beïnvloeden.
- Evalueer uw jodiuminname kritisch en bespreek met uw arts of jodiumsuppletie in uw individuele geval zinvol is.
- Informeer uzelf over de invloed van schadelijke stoffen zoals pesticiden en zware metalen op de schildklier en minimaliseer uw blootstelling.
- Vermijd onnodige stralingsbelasting in het hoofd-halsgebied om de schildklier te beschermen.
- Zet u bewust in voor het onderwerp schildkliergezondheid en blijf uzelf regelmatig bijscholen om uw kennis uit te breiden.
- Bevorder uw darmgezondheid door een vezelrijke voeding en probiotische voedingsmiddelen, aangezien een gezonde darm de opname van voedingsstoffen en daarmee ook de schildklierfunctie ondersteunt.
- Zorg voor voldoende slaap en een regelmatig slaappatroon om de hormoonproductie en de schildklierfunctie te stabiliseren.
- Leer te luisteren naar de signalen van uw lichaam en zoek medische hulp bij aanhoudende klachten of veranderingen in uw welzijn.
- Creëer een ondersteunende omgeving en deel uw ervaringen met andere betrokkenen.

Terugblik - 1. Basisprincipes van de schildklierfunctie

De schildklier, een klein orgaan in de hals, speelt een cruciale rol in uw stofwisseling en beïnvloedt talrijke lichaamsfuncties, van energieproductie tot hartslag. Een begrip van de fundamentele werking van dit orgaan is daarom essentieel voor uw gezondheid. De schildklier produceert de hormonen T3 (trijodthyronine) en T4 (thyroxine), die de stofwisseling van alle cellen reguleren. Dit complexe proces wordt aangestuurd door de hypofyse en de hypothalamus, die op hun beurt reageren op signalen uit het lichaam. Een verstoring van dit fijn afgestelde systeem kan leiden tot een schildklieronderfunctie, waarbij de hormoonproductie verminderd is.

Om uw schildkliergezondheid proactief te ondersteunen, kunt u verschillende maatregelen nemen. Zorg voor een evenwichtige voeding die voldoende jodium, selenium en vitamine D bevat. Integreer regelmatig beweging in uw dagelijkse routine om uw stofwisseling te stimuleren en de insulinegevoeligheid te verbeteren. Krachttraining en duursport zoals stevig wandelen zijn hiervoor bijzonder aan te raden. Vooral bij een schildklieronderfunctie kan regelmatige training helpen om spierzwakte en andere symptomen tegen te gaan. Houd er echter rekening mee dat extreme diëten of overmatige sport contraproductief kunnen zijn. Vind een gezonde balans die bij uw levensstijl past en u goed doet.

Naast voeding en beweging speelt stressmanagement een belangrijke rol. Chronische stress kan de schildklierfunctie negatief beïnvloeden. Ontspanningstechnieken zoals yoga, meditatie of autogene training kunnen u helpen om stress te verminderen en uw innerlijke balans te herstellen. Zorg ook voor een voldoende jodiuminname, bij voorkeur via natuurlijke bronnen zoals zeevis en gejodeerd zout. Vermijd echter een overmatige jodiuminname via voedingssupplementen, tenzij deze expliciet door uw arts zijn aanbevolen. Bespreek het gebruik van medicijnen of voedingssupplementen met uw arts om mogelijke interacties met uw schildklierfunctie uit te sluiten.

Het toepassen van deze aanbevelingen kan in het dagelijks leven soms uitdagend zijn. Begin daarom geleidelijk en integreer de verschillende maatregelen stap voor stap in uw dagelijkse routine. Focus eerst op de gebieden die het gemakkelijkst voor u zijn en verhoog langzaam de intensiteit en frequentie. Zoek steun bij vrienden, familie of in zelfhulpgroepen. De uitwisseling met andere betrokkenen kan u helpen gemotiveerd te blijven en uitdagingen samen aan te gaan. Een gezonde schildklier is een belangrijk onderdeel van uw welzijn. Investeer in uw gezondheid en neem actief verantwoordelijkheid voor uw schildklierfunctie. Met de juiste strategieën en een positieve instelling kunt u uw schildkliergezondheid duurzaam versterken en uw levenskwaliteit verbeteren.

2. Schildklieronderfunctie (hypothyreoïdie)

Voelt u zich voortdurend uitgeput, komt u aan ondanks een gezond dieet en heeft u het koud, zelfs bij aangename temperaturen? Deze klachten kunnen wijzen op een hypothyreoïdie - een stofwisselingsstoornis die vaak over het hoofd wordt gezien of verkeerd wordt geïnterpreteerd. De weg naar de diagnose lijkt vaak op een odyssee door verschillende huisartsenpraktijken, terwijl het lichaam verder uit balans raakt. Naast de klassieke hormoontherapie zijn er tal van natuurlijke benaderingen die de stofwisseling weer in balans kunnen brengen. In dit hoofdstuk ontdekt u hoe u uw schildklierfunctie kunt ondersteunen met holistische methoden en uw levenskwaliteit aanzienlijk kunt verbeteren.

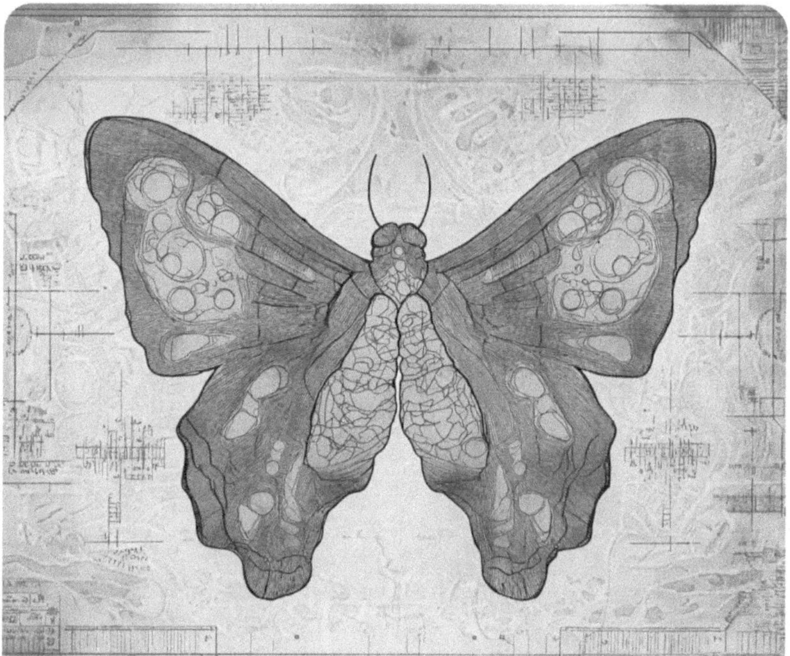

2. 1 Oorzaken en symptomen

Schildklieronderfunctie uit zich door diverse lichamelijke en psychische symptomen. Van droge huid en haaruitval tot aan apathie en geheugenproblemen, en zelfs stofwisselingsstoornissen en gewichtstoename – de gevolgen raken vrijwel alle orgaansystemen en kunnen de levenskwaliteit aanzienlijk beïnvloeden. Een nauwkeurige kennis van de oorzaken en symptomen is cruciaal om een schildklieronderfunctie vroegtijdig te herkennen en de basis te leggen voor een succesvolle behandeling. Lees verder om de verschillende tekenen van een schildklieronderfunctie te begrijpen en uw gezondheid actief te beïnvloeden.

Zowel lichamelijke als psychische symptomen kunnen optreden bij een schildklieronderfunctie en elkaar beïnvloeden. Een holistische benadering die zowel het lichaam als de psyche in overweging neemt, is daarom belangrijk voor diagnose en therapie.

Lichamelijke klachten

Lichamelijke klachten van hypothyreoïdie zijn divers en beïnvloeden bijna alle orgaansystemen. Huidveranderingen komen vaak voor en variëren van droge, schilferige huid, vooral aan de strekzijde van de armen en benen, tot gezwollen, deegachtige huid die aan was doet denken [s27]. Ook een bleke of gelige verkleuring van de huid kan voorkomen [s27]. Het haar wordt vaak droog en broos, haaruitval (Alopecie) – diffuus of plaatselijk – is ook mogelijk en wordt veroorzaakt door een verhoogd aantal haren in de rustfase (Telogenfase) [s27]. Ook de nagels veranderen: ze worden brozer, groeien langzamer en komen los van het nagelbed [s27]. Broze nagels die gemakkelijk splijten, kunnen een aanwijzing zijn voor hypothyreoïdie.

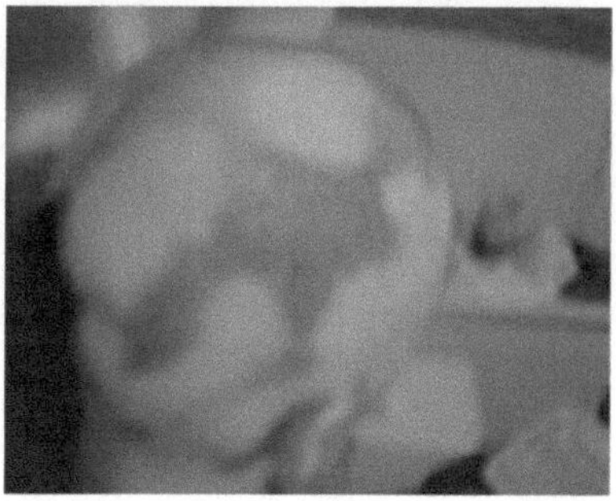

Haaruitval [i16]

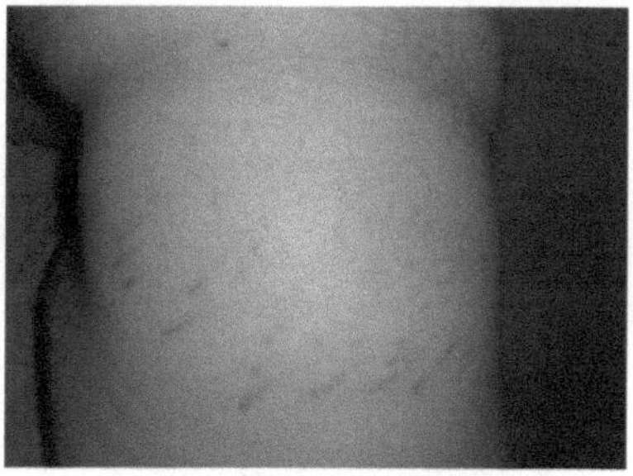

Striae [i17]

Buiten de huid kunnen andere lichamelijke klachten optreden. Vertraagde reflexen, heesheid en zwellingen in het gezicht kunnen voorkomen [s28]. Daarnaast komen symptomen voor zoals koudegevoeligheid, constipatie en gewichtstoename [s29] [s30]. Oudere patiënten vertonen vaak onspecifieke symptomen, zoals vermoeidheid en zwakte [s31]. Bij hen kunnen ook neurologische symptomen optreden, zoals smaakstoornissen, gehoorproblemen en coördinatiestoornissen (ataxie) [s31]. Bovendien kunnen bij tumoren in andere endocriene klieren symptomen zoals maagzweren, frequente diarree, gezwollen handen en voeten, evenals buikpijn en lage bloedsuikerspiegel optreden [s32]. Het Cushing-syndroom, een aandoening met verhoogde cortisolproductie, kan gewichtstoename (vooral in het gezicht en op de romp), dunne armen en benen, verhoogde vetophopingen in de nek en tussen de schouders, lichte blauwe plekken en brede, paarse striae veroorzaken [s33]. Bij vrouwen kan er sprake zijn van verhoogde haargroei in het gezicht, op de hals, op de borst, op de buik en op de dijen, evenals onregelmatige of uitblijvende menstruatieperiodes [s33]. Mannen kunnen lijden aan verminderde vruchtbaarheid, verminderd seksueel verlangen en erectiele disfunctie [s33].

Goed om te weten

Alopecie

Alopecie, in verband met hypothyreoïdie, kan worden veroorzaakt door de veranderde hormoonhuishouding die de haargroeicyclus verstoort en leidt tot overmatige haaruitval. De behandeling van hypothyreoïdie kan helpen om de normale haargroei te herstellen.

Cushing-syndroom

Het Cushing-syndroom, in verband met schildklierproblemen, kan ontstaan door de interacties tussen de hormoonsystemen en leiden tot een reeks symptomen, waaronder gewichtstoename, dunne ledematen en huidveranderingen. De behandeling richt zich op het reguleren van de hormoonhuishouding.

Telogenfase

De telogenfase, de rustfase van de haargroeicyclus, kan bij hypothyreoïdie verlengd zijn, wat leidt tot verhoogde haaruitval. Een effectieve behandeling van hypothyreoïdie kan de haargroeicyclus normaliseren.

Veelvoorkomende symptomen van hypothyreoïdie

Symptoomfrequentie bij patiënten met onbehandelde hypothyreoïdie

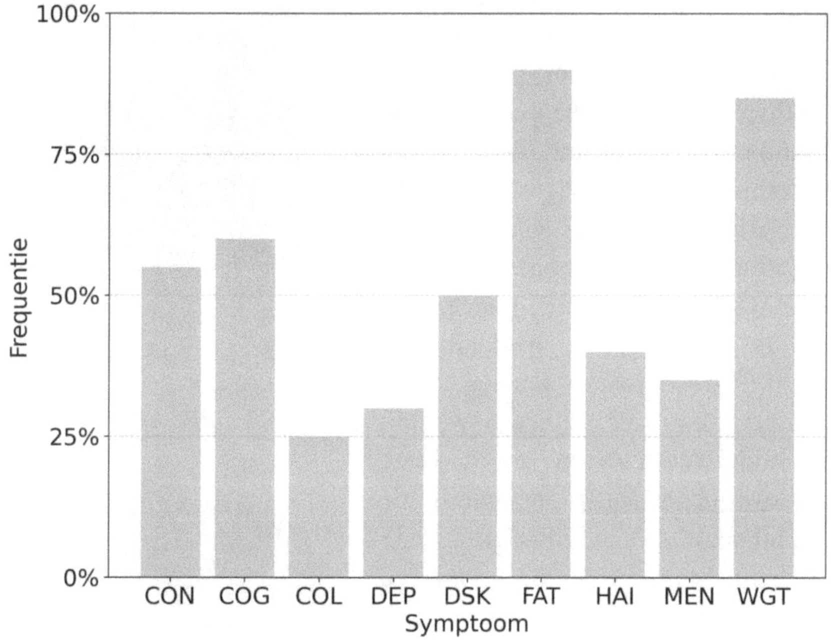

COG: Cognitieve disfunctie

CON: Constipatie

DSK: Droge huid

HAI: Haaruitval

WGT: Gewichtstoename

COL: Kouwelijkheid

DEP: Depressie

FAT: Vermoeidheid

MEN: Menstruatiestoornissen

Vermoeidheid en gewichtstoename zijn de meest gemelde symptomen, die een aanzienlijk deel van de mensen met hypothyreoïdie treffen. Cognitieve disfunctie, constipatie en een droge huid treffen ook een aanzienlijk aantal patiënten, wat de brede waaier aan mogelijke gevolgen van deze aandoening benadrukt. Minder vaak voorkomend, maar toch opvallend, zijn symptomen zoals haaruitval en menstruatiestoornissen, die een aanzienlijke invloed kunnen hebben op de kwaliteit van leven.

Psychische Veranderingen

Psychische veranderingen komen vaak voor bij een schildklieronderfunctie (hypothyreoïdie) en beïnvloeden de stemming, concentratie en denkvermogen [s34]. Geheugenproblemen en een vertraagd denkvermogen, te vergelijken met een diffuse mist in het hoofd, kunnen het dagelijks functioneren bemoeilijken. Apathie en apathie kunnen zich voordoen en de levenskwaliteit aanzienlijk verminderen [s34]. Deze cognitieve beperkingen moeten in de psychiatrische diagnostiek in overweging worden genomen om een verkeerde diagnose te voorkomen. Naast de cognitieve tekortkomingen bestaat er een nauwe relatie tussen een schildklieronderfunctie en depressies [s35]. Patiënten met een niet of onvoldoende behandelde hypothyreoïdie hebben een verhoogd risico om een depressie te ontwikkelen [s35]. Studies tonen aan dat tot 40% van de betrokkenen klinisch relevante depressieve stemmingen vertoont [s35]. De behandeling van de schildklieronderfunctie met schildklierhormonen kan in veel gevallen ook de stemming verbeteren en depressieve symptomen verlichten [s35]. De interacties tussen de hypothalamus-hypofyse-schildklier-as en de neurotransmitters in de hersenen die de stemming reguleren, spelen hierbij een cruciale rol. Een depressie kan de functie van deze as en daarmee de productie van

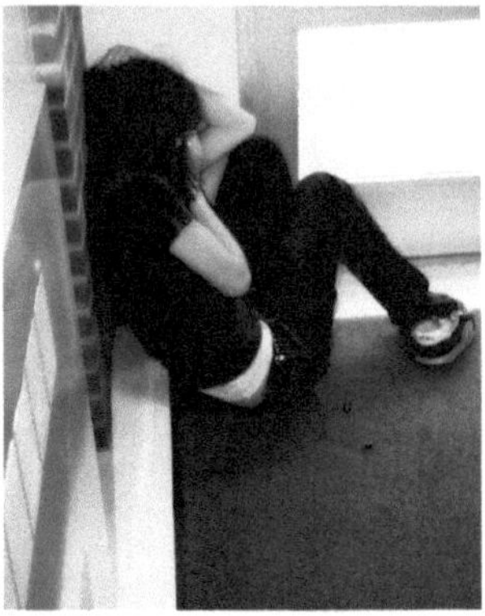

Depressie [i18]

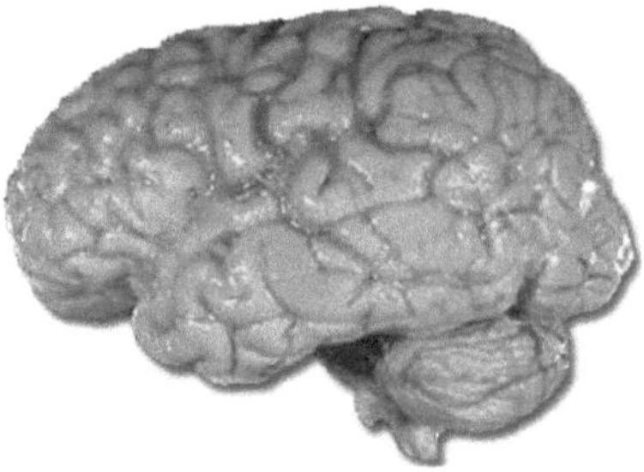

Geheugen [i19]

schildklierhormonen beïnvloeden. Omgekeerd kunnen veranderde schildklierhormoonspiegels ook de stemming beïnvloeden [s35]. Interessant is dat 10–20% van de patiënten ondanks normale TSH-waarden (schildklierstimulerend hormoon) blijven klagen over aanhoudende klachten, waaronder cognitieve en stemmingsgerelateerde problemen [s36] [s37]. Deze aanhoudende symptomen, die ook wel "Brain Fog" worden genoemd, omvatten onder andere concentratieproblemen, geheugenverlies, slaapproblemen, angstgevoelens en een verminderde besluitvaardigheid [s37]. Voor betrokkenen kan het nuttig zijn om een dagboek bij te houden om de optredende symptomen en hun verloop in de tijd te documenteren. Deze aantekeningen kunnen de arts belangrijke aanwijzingen voor de diagnose en therapie bieden.

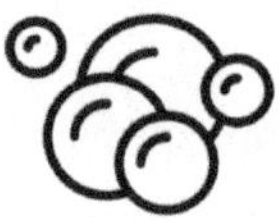

Cognitieve Beperkingen

Cognitieve beperkingen bij een schildklieronderfunctie uiten zich op verschillende manieren. Naast geheugenproblemen en vertraagd denkvermogen kunnen ook concentratieproblemen, woordvindingsproblemen en een verminderde besluitvaardigheid optreden. De beperkingen op cognitief gebied kunnen het dagelijks functioneren aanzienlijk bemoeilijken en de levenskwaliteit verminderen.

Hypothalamus-Hypofyse-Schildklier-As

De hypothalamus-hypofyse-schildklier-as is een complex regelsysteem in het lichaam dat de productie en afgifte van schildklierhormonen reguleert. De hypothalamus en de hypofyse in de hersenen sturen signalen naar de schildklier om de hormoonproductie aan te passen. Stoornissen in deze regelkring kunnen leiden tot een schildklieronderfunctie.

TSH

TSH staat voor schildklierstimulerend hormoon en wordt uitgescheiden door de hypofyse. Het reguleert de hormoonproductie van de schildklier. Een verhoogde TSH-waarde kan wijzen op een schildklieronderfunctie, omdat de hypofyse probeert de schildklier aan te sporen meer hormonen te produceren.

Verdeling van psychologische symptomen bij hypothyreoïdie

Veelvoorkomende psychologische symptomen gerelateerd aan hypothyreoïdie.

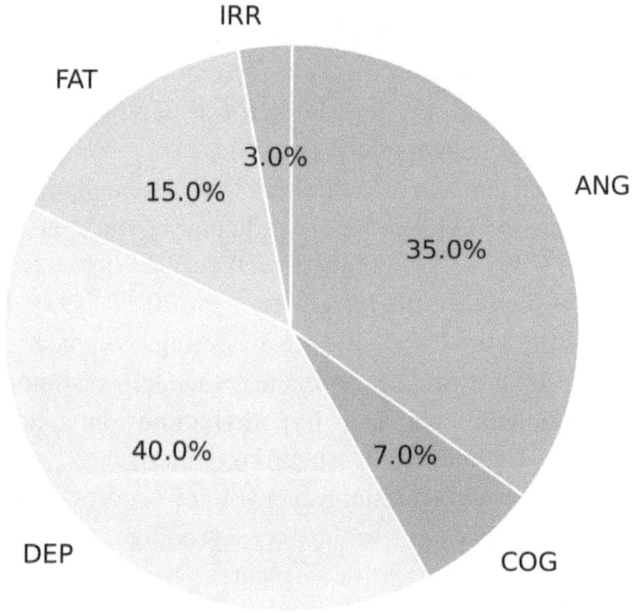

ANG: Angst

COG: Cognitieve stoornis

DEP: Depressie

FAT: Vermoeidheid

IRR: Irritatie

Depressie en angst zijn de meest voorkomende psychologische symptomen die gepaard gaan met hypothyreoïdie en hebben een aanzienlijke invloed op het algehele welzijn van patiënten. Vermoeidheid en cognitieve stoornissen, hoewel minder frequent dan stemmingsstoornissen, vertegenwoordigen nog steeds een aanzienlijk deel van de ervaren symptomen en kunnen de dagelijkse bezigheden aanzienlijk beïnvloeden. Irritatie, hoewel minder vaak voorkomend, kan verder bijdragen aan de uitdagingen waarmee mensen met hypothyreoïdie worden geconfronteerd. Deze bevindingen onderstrepen het belang van het overwegen en aanpakken van de psychologische impact van hypothyreoïdie in behandelstrategieën.

Stofwisselingsstoornissen

Stofwisselingsstoornissen vormen bij een hypothyreoïdie een complex onderwerp, omdat ze zowel een gevolg van de aandoening kunnen zijn als een op zichzelf staand probleem dat de schildklierfunctie beïnvloedt. Een hypothyreoïdie vertraagt de stofwisseling, wat leidt tot een reeks symptomen, zoals gewichtstoename, constipatie en constante vermoeidheid [s38]. Tegelijkertijd kunnen stofwisselingsziekten zoals diabetes mellitus de schildklierfunctie beïnvloeden en de diagnose van een hypothyreoïdie bemoeilijken [s39]. Bij diabetes type 2 ligt het percentage hypothyreoïdie bijvoorbeeld tussen de 6 en 20 % [s39]. De interacties tussen de schildklier en de stofwisseling vereisen daarom een zorgvuldige evaluatie om de optimale behandelingsstrategie te vinden. Vooral bij patiënten met een hypothyreoïdie die ondanks therapie aanhoudende neuropsychiatrische klachten zoals concentratieproblemen of depressieve stemmingen ervaren, dient een grondiger onderzoek van de stofwisseling plaats te vinden [s38]. Een gedetailleerd protocol van de voedselinname en het activiteitsniveau kan helpen om eventuele onevenwichtigheden te identificeren en gerichte maatregelen te nemen. [s38]

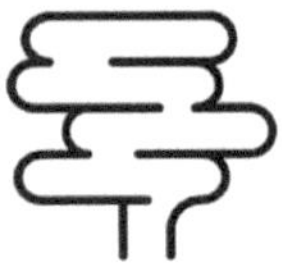

Goed om te weten

Diabetes mellitus

Diabetes mellitus, met name type 2, kan de schildklierfunctie beïnvloeden en het risico op een hypothyreoïdie verhogen. De interacties tussen diabetes en hypothyreoïdie maken een zorgvuldige diagnose en behandeling noodzakelijk.

Neuropsychiatrische klachten

Neuropsychiatrische klachten zoals concentratieproblemen, depressieve stemmingen of angststoornissen kunnen als gevolg van een hypothyreoïdie optreden en moeten bij de behandeling in overweging worden genomen.

Stofwisselingsstoornissen

Stofwisselingsstoornissen kunnen de oorzaak zijn van een hypothyreoïdie of door deze ontstaan. Ze kunnen de schildklierfunctie beïnvloeden en symptomen zoals gewichtstoename of vermoeidheid verergeren. Een grondig onderzoek van de stofwisseling is belangrijk om de juiste behandeling te vinden.

Correlatie van TSH en Vrij T4

Illustreert de omgekeerde relatie tussen TSH- en Vrij T4-waarden.

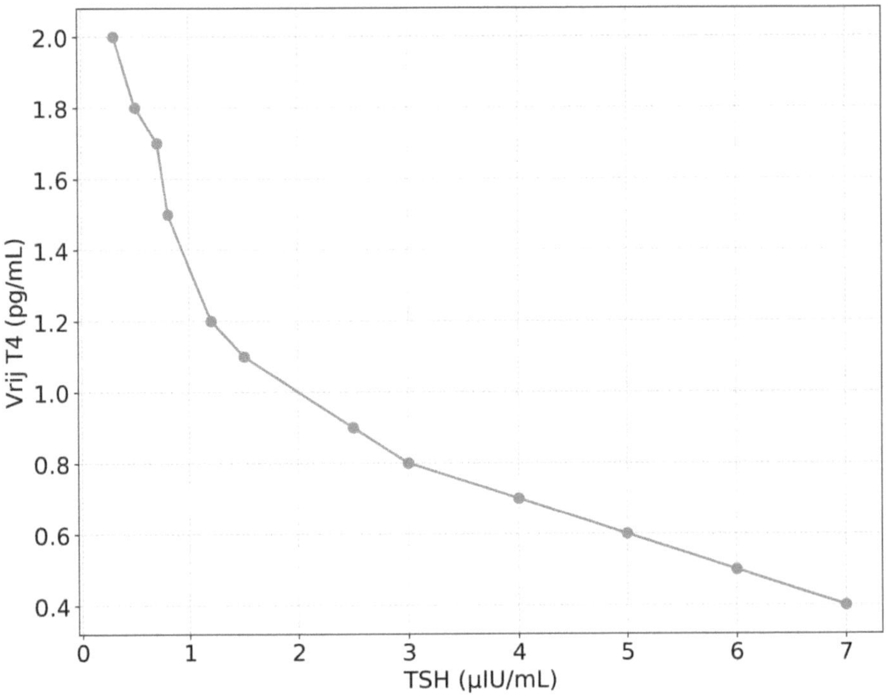

De gegevens tonen de verwachte negatieve correlatie tussen TSH en Vrij T4. Naarmate de TSH-waarden stijgen, dalen de Vrij T4-waarden gewoonlijk, wat wijst op mogelijke hypothyreoïdie. Omgekeerd kunnen lagere TSH-waarden samen met hogere Vrij T4-waarden wijzen op hyperthyreoïdie. De spreidingsdiagram maakt visualisatie van deze relatie en identificatie van mogelijke uitschieters mogelijk.

Concrete adviezen

- Analyseer uw dagelijkse stemmingsschommelingen en noteer deze naast uw maaltijden om verbanden tussen voeding en emotionele toestand in de context van uw schildklier te herkennen.
- Houd een 'koude-dagboek' bij: noteer wanneer en hoe sterk u het koud heeft, om mogelijke verbanden met uw schildklierfunctie te herkennen en aan uw arts te tonen.
- Concentreer u dagelijks vijf minuten op één enkele zintuiglijke indruk (bijvoorbeeld de smaak van een rozijn) – train zo uw waarneming om subtiele veranderingen door de schildklier vroegtijdig op te merken.
- Verander bewust uw slaaphouding en observeer of dit uw ochtendheesheid beïnvloedt – een mogelijke indicator voor vochtophopingen in de hals.
- Masseer zachtjes uw halsgebied om de doorbloeding van de schildklier te stimuleren en uw lichaamsbewustzijn voor dit gebied te versterken. Let hierbij op eventuele drukgevoeligheden.
- Experimenteer met afwisselend warme en koude douches in het halsgebied om de doorbloeding van de schildklier te stimuleren en mogelijke positieve effecten op uw welzijn te observeren.
- Breng elke dag minstens 15 minuten door in daglicht om de vitamine D-productie te stimuleren, wat indirect de schildklierfunctie kan ondersteunen.
- Luister bewust naar uw onderbuikgevoel: noteer intuïtieve vermoedens over mogelijke oorzaken van uw symptomen en bespreek deze met uw arts.
- Maak een 'symptomenkaart' van uw lichaam: markeer op een lichaamstekening de plekken waar u klachten ervaart, om patronen te herkennen.

2. 2 Voedingstherapie

Een aangepaste voedingstherapie speelt een cruciale rol voor uw welzijn bij hypothyreoïdie. De juiste inname van voedingsstoffen zoals jodium en selenium beïnvloedt de hormoonproductie aanzienlijk, terwijl een ongunstige voedselkeuze bestaande klachten kan verergeren. Ook de optimale samenstelling van de maaltijden, rekening houdend met individuele intoleranties en de juiste omgang met potentieel problematische voedingsmiddelen, draagt wezenlijk bij aan het therapiesucces. Ontdek in dit hoofdstuk hoe u uw voeding doelgericht kunt inzetten om uw schildkliergezondheid positief te beïnvloeden.

Een op de behoefte afgestemde voedingsinname, die individueel is afgestemd op intoleranties en gecombineerd wordt met een ontstekingsremmend, evenwichtig dieet, ondersteunt de schildklierfunctie en kan het therapie succes bij hypothyreoïdie aanzienlijk beïnvloeden.

Voedingsbehoefte

Bij een hypothyreoïdie speelt de voldoende inname van bepaalde voedingsstoffen een belangrijke rol voor de hormoonproductie en het algemene welzijn. Jodium is essentieel voor de synthese van de schildklierhormonen T3 (trijodthyronine) en T4 (thyroxine). De dagelijkse behoefte varieert afhankelijk van leeftijd en levensfase, waarbij zwangeren een verhoogde behoefte hebben [s40]. Jodiumrijke voedingsmiddelen zijn onder andere zeevruchten, zuivelproducten en eieren. Het gebruik van gejodeerd zout in het dagelijks leven draagt ook bij aan de dekking van de jodiumbehoefte [s40]. Veganisten en zwangeren moeten hun jodiumstatus regelmatig laten controleren om een mogelijk tekort te voorkomen [s40]. Een overmatige jodiuminname kan echter ook leiden tot schildklierproblemen [s40]. Een andere belangrijke voedingsstof is selenium. Het helpt de schildklier te beschermen tegen oxidatieve stress en is betrokken bij de omzetting van T4 in het actievere T3 [s41]. Selenomethionine wordt vanwege de goede biologische beschikbaarheid als de voorkeurssupplementvorm beschouwd [s41]. De aanbevolen dagelijkse dosis ligt tussen de 40 en 85 microgram voor volwassenen [s41]. De werkelijke seleniuminname varieert regionaal, met ongeveer 40 μg in Europa en tot 134 μg voor mannen in de VS [s41]. Een seleniumtekort kan de hormoonproductie beïnvloeden en leiden tot een stijging van TSH (thyreotropine), wat de schildklier kan beschadigen [s41]. Een te hoge seleniuminname (selenose) kan daarentegen toxische effecten zoals misselijkheid, braken of haaruitval veroorzaken [s41]. Daarom is een behoeftegerichte inname belangrijk. Een voorbeeld: iemand die weinig vis en zeevruchten eet, kan zijn seleniumspiegel laten controleren en indien nodig een selenomethionine-supplement in de aanbevolen dosering innemen.

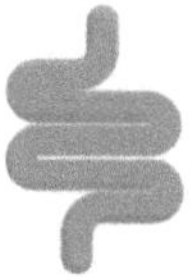

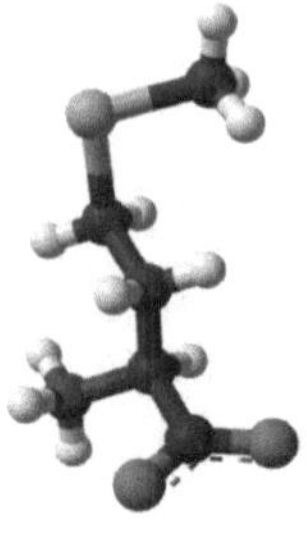

Selenomethionine [i20]

Voeding bij hypothyreoïdie

Belangrijke voedingsstoffen voor de schildklierfunctie.

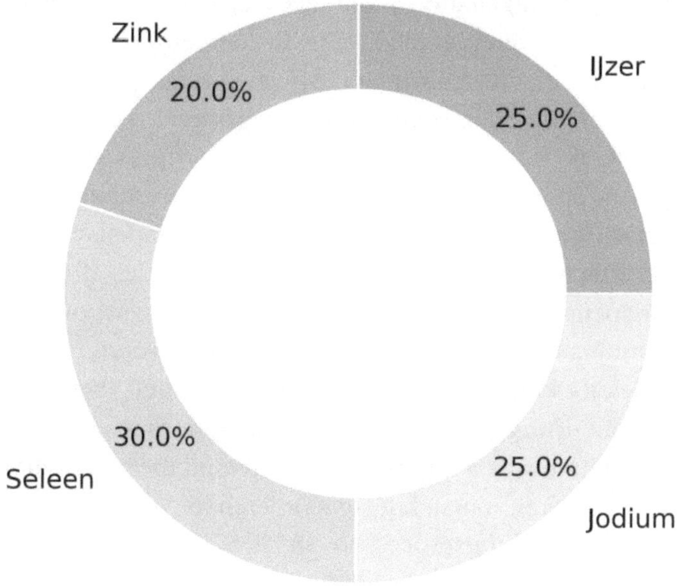

IJZ: IJzer

JOD: Jodium

SEL: Seleen

ZIN: Zink

Deze grafiek benadrukt het belang van een evenwichtige voedingsinname voor een optimale schildkliergezondheid. Seleen is cruciaal voor de omzetting van schildklierhormonen, terwijl jodium essentieel is voor de hormoonproductie. IJzer speelt een rol bij het transporteren van zuurstof naar cellen, wat de algehele energieniveaus beïnvloedt, en zink draagt bij aan hormoonregulatie en immuunfunctie. Het ondersteunen van deze voedingsstoffen via voeding en/of supplementen kan bijdragen aan een beter beheer van de schildkliergezondheid.

Voedselkeuze

De voedselkeuze beïnvloedt het verloop van een hypothyreoïdie aanzienlijk. Naast een voldoende inname van jodium en selen zijn er andere aspecten om rekening mee te houden. Bij auto-immuunziekten van de schildklier kunnen voedingsmiddelen met een hoog jodiumgehalte, zoals zeevruchten, zuivelproducten of eieren, de klachten verergeren [s42]. In dergelijke gevallen is het raadzaam om advies in te winnen bij medische professionals over jodiumsupplementen, aangezien deze negatieve gevolgen kunnen hebben [s42]. Ook kan een gluten- en lactosevrije voeding positieve effecten hebben op de biochemische waarden bij schildklierpatiënten [s43]. Daarnaast kan de consumptie van bepaalde zaden voordelig zijn, waarbij de effecten variëren afhankelijk van de diversiteit van schildklieraandoeningen en verschillende eetgewoonten [s43]. Ontstekingsremmende voedingswijzen met verse, onbewerkte voedingsmiddelen kunnen de gezondheid positief beïnvloeden en bijdragen aan ontgifting [s44]. Omega-3-vetzuren, magnesium en vezels kunnen de immuunrespons moduleren en symptomen verlichten [s44]. Omgekeerd bevorderen ontstekingsbevorderende voedingsmiddelen de ontstekingsprocessen in het lichaam en moeten ze worden verminderd [s44]. Goitrogenen, in voedingsmiddelen zoals soja en kruisbloemigen, kunnen de jodiumopname remmen [s45]. Een bewuste keuze en combinatie van voedingsmiddelen is daarom cruciaal voor het therapiesucces. Wie bijvoorbeeld lijdt aan een auto-immuunziekte van de schildklier en tegelijkertijd zijn jodiumbehoefte wil dekken, kan zijn dieet samenstellen met ongejodeerd zout, fruit, groenten, peulvruchten, noten en bepaalde graanproducten, terwijl hij gejodeerd zout, vis, zeevruchten, zuivelproducten en eieren vermijdt [s46].

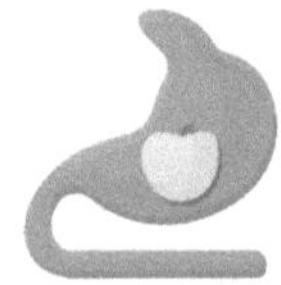

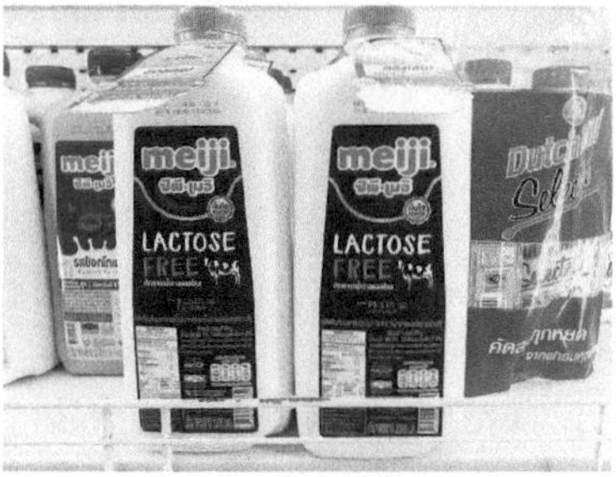

Lactose [i21]

Goed om te weten

Gluten

Een eiwit dat in veel graansoorten voorkomt. Bij sommige mensen met hypothyreoïdie kan gluten bijdragen aan ontstekingen in de darmen, die de opname van voedingsstoffen beïnvloeden en de schildklierfunctie kunnen beïnvloeden.

Goitrogenen

Stoffen die in sommige voedingsmiddelen zoals soja en kruisbloemigen voorkomen en de jodiumopname kunnen remmen. Bij hypothyreoïdie moet de consumptie van goitrogenen met zorg gebeuren en idealiter worden gecompenseerd door voldoende jodiuminname.

Lactose

De suiker in melk en zuivelproducten. Net als gluten kan lactose bij sommige mensen met hypothyreoïdie leiden tot spijsverteringsproblemen en de opname van voedingsstoffen beïnvloeden.

Selenium

Een essentieel spoorelement dat een belangrijke rol speelt in de stofwisseling van schildklierhormonen en de schildklier beschermt tegen oxidatieve stress. Een voldoende seleniuminname kan de schildklierfunctie ondersteunen.

Vezels

Onverteerbare plantaardige vezels die de spijsvertering reguleren en de opname van voedingsstoffen kunnen beïnvloeden. Ze kunnen helpen om de bloedsuikerspiegel stabiel te houden, wat een positieve invloed op de schildklierfunctie kan hebben.

Voedingsrijke levensmiddelen

Aanbevolen voedingsinname

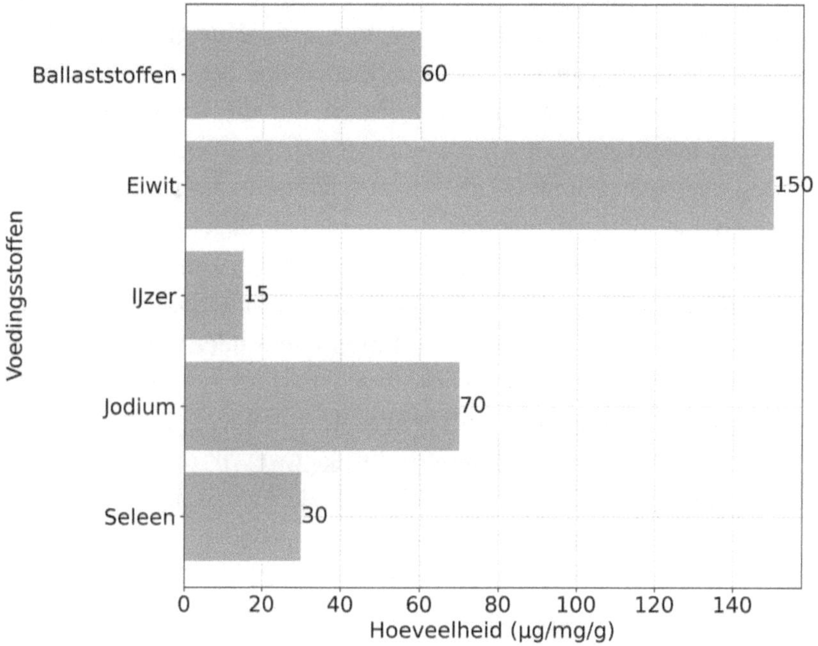

BAL: Ballaststoffen

EIS: IJzer

JOD: Jodium

PRO: Eiwit

SEL: Seleen

Deze grafiek visualiseert de aanbevolen dagelijkse inname van belangrijke voedingsstoffen bij een traag werkende schildklier. Jodium is essentieel voor de hormoonproductie, selenium ondersteunt de schildklierfunctie en ijzer helpt bij de energieproductie. Een voldoende eiwitinname is belangrijk voor de celstofwisseling, terwijl ballaststoffen de spijsvertering reguleren. De waarden vertegenwoordigen een algemene aanbeveling en kunnen variëren afhankelijk van de individuele behoeften.

Maaltijdstructuur

De structuur van maaltijden bij hypothyreoïdie gaat verder dan alleen de voedingsstoffenvoorziening en omvat ook de juiste omgang met voedsel in de context van individuele behoeften en gezondheidskenmerken. Een dieet dat is afgestemd op de schildkliergezondheid kan niet alleen de voedingsinname optimaliseren, maar ook ontstekingsprocessen beïnvloeden en het algemene welzijn verbeteren [s47]. Zo kan een dieetverandering die de oxidatieve stress vermindert, meetbare voordelen bieden [s47]. Een voorbeeld hiervan is de integratie van antioxidatief werkende voedingsmiddelen zoals bessen, groene bladgroenten of noten in het dagelijkse menu. Deze leveren niet alleen belangrijke micronutriënten, maar kunnen ook helpen om de door vrije radicalen veroorzaakte celbeschadiging te minimaliseren en zo de schildklierfunctie te ondersteunen. Bij auto-immuunziekten van de schildklier, zoals hashimotothyreoiditis, is het van cruciaal belang om rekening te houden met individuele intoleranties. Terwijl een glutenvrij en lactosevrij dieet bij sommige patiënten positieve effecten kan hebben op de biochemische waarden en het welzijn, is een algemene eliminatie van deze voedingsmiddelen zonder medische indicatie niet gerechtvaardigd [s47]. De voeding moet eerder worden afgestemd op het individuele geval en indien nodig ondersteund worden door gerichte diagnostiek en therapeutische begeleiding. Een bewuste omgang met potentieel problematische voedingsmiddelen kan helpen om klachten te verlichten en de therapie te optimaliseren. De frequentie en verdeling van maaltijden gedurende de dag kunnen ook invloed hebben op de stofwisseling en de hormoonproductie. Regelmatige maaltijden in gematigde porties kunnen bloedsuikerschommelingen voorkomen en zo de schildklierfunctie stabiliseren. Een manier om dit in de dagelijkse praktijk toe te passen, is door de dagelijkse voedselinname in drie hoofdmaaltijden en twee tussendoortjes te verdelen. De tussendoortjes kunnen bijvoorbeeld bestaan uit fruit, groenten met hummus of een handvol noten. Door deze aspecten te combineren – voedingsoptimalisatie, rekening houden met individuele intoleranties en aangepaste maaltijdfrequentie – kan de maaltijdstructuur effectief worden geïntegreerd in de therapie van hypothyreoïdie en zo bijdragen aan een verbetering van de levenskwaliteit.

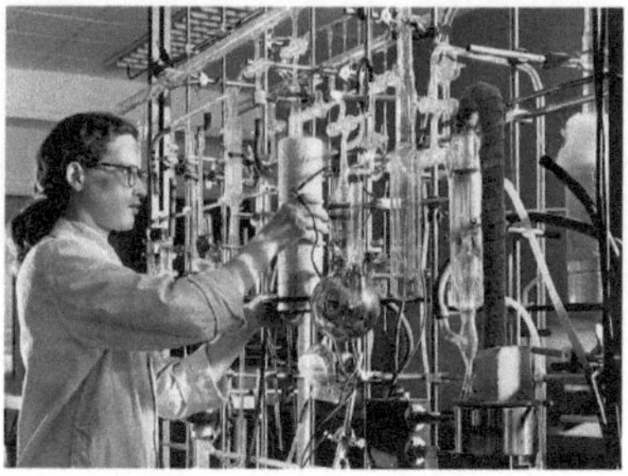

Oxidatieve stress [i22]

Goed om te weten

Bloedsuikerschommelingen

Schommelingen in de bloedsuikerspiegel die worden beïnvloed door de inname van koolhydraten en de insulineafgifte. Sterke bloedsuikerschommelingen kunnen de schildklierfunctie beïnvloeden en moeten worden vermeden door een uitgebalanceerd dieet met regelmatige maaltijden.

Lactose

De melksuiker die in melk en zuivelproducten voorkomt. Net als gluten kan lactose bij sommige mensen met hypothyreoïdie intoleranties veroorzaken en de symptomen verergeren.

Micronutriënten

Vitaminen en mineralen die het lichaam in kleine hoeveelheden nodig heeft, maar niet zelf kan aanmaken. Ze zijn essentieel voor verschillende stofwisselingsprocessen, waaronder de productie van schildklierhormonen. Een tekort aan bepaalde micronutriënten kan de schildklierfunctie beïnvloeden.

Oxidatieve stress

Een onevenwicht tussen de productie van vrije radicalen en het vermogen van het lichaam om deze te neutraliseren. Bij hypothyreoïdie kan oxidatieve stress de schildklierfunctie verder beïnvloeden en bijdragen aan ontstekingen. Een dieet rijk aan antioxidanten kan helpen om oxidatieve stress te verminderen.

Verdeling van macronutriënten voor hypothyreoïdie

Optimale macronutriëntenverhoudingen voor het ondersteunen van de schildklierfunctie.

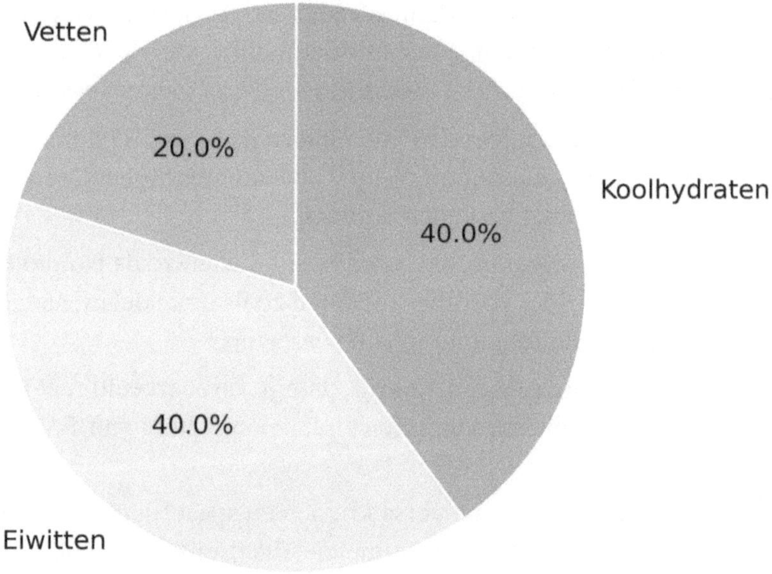

- EW: Eiwitten (40%)
- KH: Koolhydraten (40%)
- VET: Vetten (20%)

Deze grafiek benadrukt het belang van een uitgebalanceerde inname van macronutriënten voor het beheersen van hypothyreoïdie. Het substantiële eiwitgedeelte ondersteunt weefselherstel en hormoonproductie. Complexe koolhydraten zorgen voor langdurige energie zonder pieken in de bloedsuikerspiegel, die een negatieve invloed kunnen hebben op de schildklierfunctie. Gezonde vetten zijn cruciaal voor de hormoonsynthese en het algehele welzijn. Deze verdeling is bedoeld om de bloedsuikerspiegel te stabiliseren, ontstekingen te verminderen en een optimale omzetting van schildklierhormonen te ondersteunen.

Concrete adviezen

- Integreer regelmatig ijzerrijke voedingsmiddelen zoals peulvruchten en donkergroene bladgroenten in uw dieet om de opname van schildklierhormonen in de cellen te bevorderen.
- Drink groene thee bij de maaltijden om de opname van jodium te verminderen, mocht u een auto-immuunziekte van de schildklier hebben en jodiumrijke voedingsmiddelen moeten vermijden.
- Bereid uw kruisbloemige groenten zoals broccoli en bloemkool gestoomd of gekookt om het gehalte aan goitrogenen te verlagen, die de jodiumopname kunnen remmen.
- Combineer seleniumrijke voedingsmiddelen zoals paranoten met vitamine E-rijke voedingsmiddelen zoals amandelen, aangezien vitamine E de seleniumopname verbetert.
- Begin uw dag met een zinkrijk ontbijt, bijvoorbeeld met havermout en pompoenpitten, aangezien zink de omzetting van T4 in T3 ondersteunt.
- Gebruik bij het koken verse kruiden en specerijen zoals kurkuma en gember, die ontstekingsremmende eigenschappen hebben en de schildklierfunctie kunnen ondersteunen.
- Experimenteer met recepten voor gefermenteerde voedingsmiddelen zoals zuurkool en kimchi om uw darmgezondheid te bevorderen en de opname van voedingsstoffen te optimaliseren.
- Plan uw maaltijden van tevoren en bereid gezonde snacks voor om hunkeringen en ongezonde voedingsmiddelen te vermijden die uw schildklier kunnen belasten.
- Eet bewust en langzaam om de spijsvertering te ondersteunen en de opname van voedingsstoffen te verbeteren.
- Drink voldoende water verspreid over de dag om de stofwisseling te stimuleren en de schildklierfunctie te ondersteunen.

2. 3 Alternatieve behandelmethoden

Alternatieve behandelingsmethoden bieden aanvullende mogelijkheden om de klachten van een schildklieronderfunctie te verlichten. Plantenremedies, ontspanningstechnieken en bewegingstherapie kunnen de stofwisseling stimuleren, stress verminderen en het algemene welzijn verbeteren. Deze methoden vervangen geen door een arts voorgeschreven therapie, maar bieden waardevolle ondersteuning bij het omgaan met de diverse symptomen. Ontdek hieronder hoe u deze benaderingen in uw dagelijks leven kunt integreren en uw levenskwaliteit kunt verbeteren.

Alternatieve behandelingsmethoden voor hypothyreoïdie kunnen een waardevolle aanvulling zijn op de reguliere medische behandeling, maar mogen deze nooit vervangen. Overleg met een arts of natuurgeneeskundige is essentieel om risico's en interacties uit te sluiten en de behandeling individueel aan te passen.

Plantaardige remedies

Plantaardige remedies krijgen steeds meer aandacht bij de behandeling van hypothyreoïdie, ook wel hypothyreoïdie genoemd. Hierbij is echter voorzichtigheid geboden, want de effectiviteit van veel plantaardige preparaten is wetenschappelijk niet voldoende onderbouwd. Er zijn verschillende planten waarvan positieve effecten op de schildklier worden toegeschreven, waaronder blaaswier (rijk aan jodium), Coleus forskohlii (bevorderd de productie van schildklierhormonen) en Ashwagandha (kan het TSH-niveau verlagen). [s48] Jodium is essentieel voor de vorming van schildklierhormonen. Een jodiumtekort kan leiden tot hypothyreoïdie. Echter, een overmatige jodiuminname kan ook de schildklierfunctie verstoren. Daarom dient de inname van jodiumhoudende preparaten, zoals blaaswier, alleen na overleg met een arts of natuurgeneeskundige te geschieden, en moet de jodiuminname via de voeding in overweging worden genomen. De traditionele Chinese geneeskunde (TCM) biedt ook benaderingen voor de behandeling van hypothyreoïdie met plantaardige middelen. Hier worden vaak kruidenmengsels, zogenaamde dekokten, gebruikt, die individueel op de patiënt zijn afgestemd. Deze mengsels zijn gericht op het herstellen van de energetische balans in het lichaam en het activeren van de zelfhelende krachten. In de TCM wordt

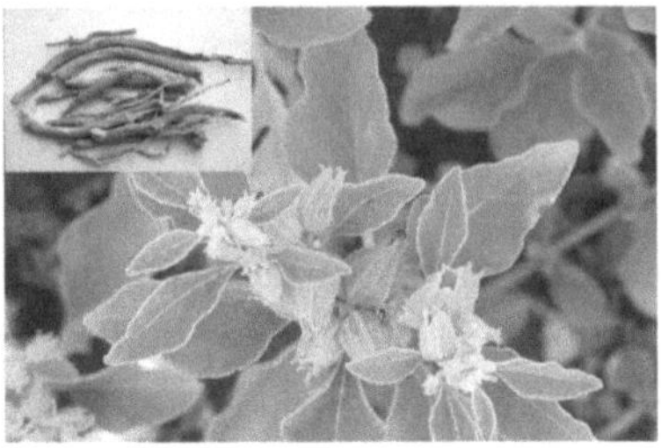

Ashwagandha [i23]

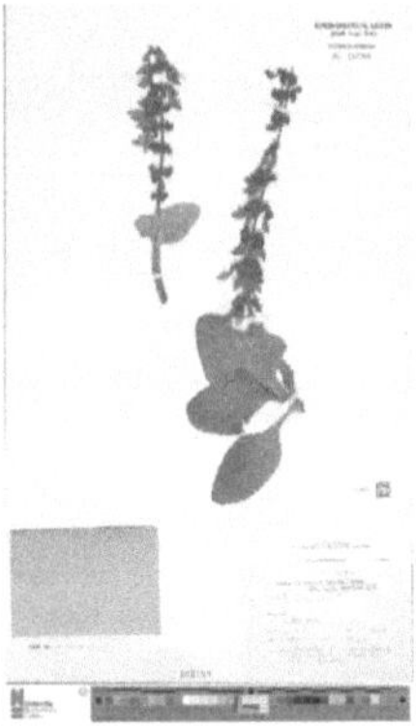

Coleus forskohlii [i24]

hypothyreoïdie vaak in verband gebracht met een onbalans van Yin en Yang, met name met een tekort aan Yang-energie. [s48] Kruiden die in de TCM worden gebruikt voor de behandeling van hypothyreoïdie kunnen bijvoorbeeld de doorbloeding van de schildklier bevorderen, de productie van schildklierhormonen stimuleren of de symptomen van hypothyreoïdie verlichten. De combinatie van plantaardige remedies met andere therapieën, zoals acupunctuur, kan de effectiviteit van de behandeling verder verhogen. Acupunctuur kan helpen blokkades in de energiestroom op te heffen en de zelfhelende krachten van het lichaam te activeren. [s48] Zo kunnen bepaalde acupunctuurpunten worden gestimuleerd die traditioneel met de schildklierfunctie worden geassocieerd. Door de combinatie van kruidenmedicijnen en acupunctuur kan een synergistisch effect worden bereikt dat de symptomen van hypothyreoïdie effectief verlicht en de schildklierfunctie reguleert.

Het is belangrijk dat plantaardige remedies niet als vervanging voor een door een arts voorgeschreven therapie worden beschouwd. Ze kunnen echter een zinvolle aanvulling zijn. Voor het gebruik van plantaardige preparaten dient altijd een arts of natuurgeneeskundige te worden geraadpleegd om mogelijke interacties met andere medicijnen uit te sluiten en de juiste dosering vast te stellen. Zelfmedicatie kan schadelijk zijn voor de gezondheid. Bij de keuze van plantaardige preparaten moet op kwaliteit en zuiverheid worden gelet. Het is raadzaam om producten van gecertificeerde fabrikanten te gebruiken. Observeer uw lichaam nauwlettend en bespreek eventuele veranderingen of bijwerkingen met uw arts. Regelmatige controle van de schildklierwaarden is essentieel om het verloop van de therapie te monitoren en de behandeling indien nodig aan te passen. Een evenwichtige voeding en regelmatige lichaamsbeweging kunnen de werking van de plantaardige remedies verder ondersteunen.

Goed om te weten

Ashwagandha

Een plant die in de ayurvedische geneeskunde als adaptogeen wordt gebruikt en die stress kan verminderen. Ashwagandha kan ook het TSH-niveau verlagen en de schildklierfunctie ondersteunen, vooral bij subklinische hypothyreoïdie.

Coleus forskohlii

Een plant die in de ayurvedische geneeskunde wordt gebruikt en die de productie van schildklierhormonen kan bevorderen. Studies tonen aan dat Coleus forskohlii het TSH-niveau kan verlagen en de omzetting van T4 in T3 kan verbeteren.

Hypothyreoïdie

Een onderfunctie van de schildklier, gekenmerkt door een onvoldoende productie van schildklierhormonen, wat kan leiden tot verschillende symptomen zoals vermoeidheid, gewichtstoename en koudegevoeligheid. Alternatieve behandelingsmethoden kunnen helpen de schildklierfunctie te ondersteunen en de symptomen te verlichten.

Yin en Yang

Twee tegengestelde, maar complementaire krachten in de TCM die de balans in het lichaam vertegenwoordigen. Een onbalans van Yin en Yang wordt in de TCM gezien als een oorzaak van ziekten, waaronder hypothyreoïdie.

Potentiële werkzaamheid van kruidenremedies ter ondersteuning van hypothyreoïdie

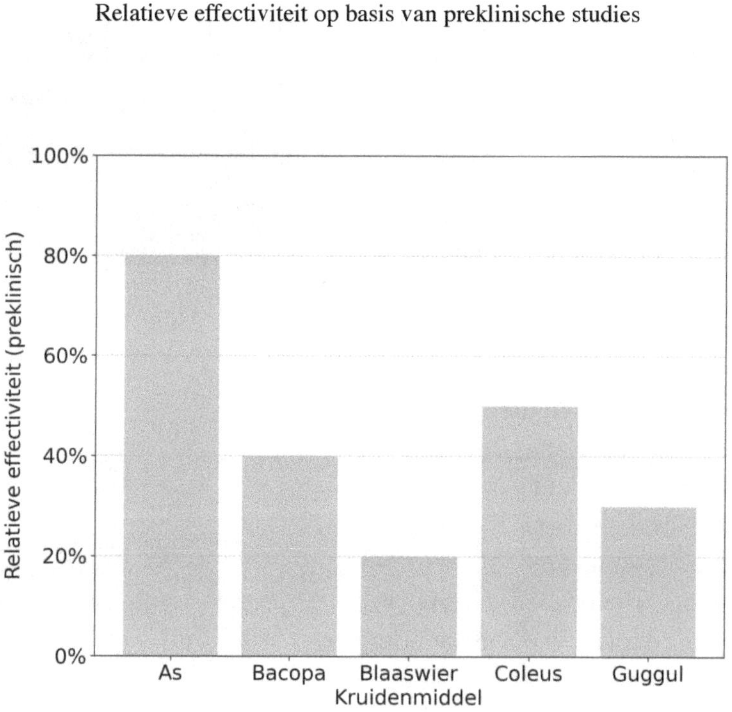

As: Ashwagandha

Bacopa: Bacopa Monnieri

Blaaswier: Blaaswier

Coleus: Coleus Forskohlii

Guggul: Guggul

Hoewel sommige kruidenremedies in preklinische studies veelbelovend zijn voor het ondersteunen van de schildklierfunctie, is verder onderzoek, met name klinische proeven, nodig om deze effecten te bevestigen en de juiste doseringen en veiligheid bij mensen te bepalen. Ashwagandha vertoont het meest overtuigende preklinische bewijs, terwijl andere zoals Coleus en Bacopa matige effecten laten zien. Het is cruciaal om te onthouden dat dit geen vervanging is voor standaard medische behandeling en dat het met een zorgverlener moet worden besproken.

Ontspanningstechnieken

Ontspanningstechnieken bieden aanvullende mogelijkheden in de omgang met een hypothyreoïdie. Chronische stress kan de hormoonproductie beïnvloeden en de symptomen van een hypothyreose, zoals vermoeidheid en apathie, verergeren. Daarom kunnen methoden voor stressreductie het welzijn verbeteren. Yoga verenigt lichamelijke activiteit met mindfulness en ontspanning en kan een positieve invloed hebben op verschillende gezondheidsparameters [s49]. Regelmatig beoefenen van yoga-oefeningen, die lichaamshoudingen (asana's), ademtechnieken (pranayama) en meditatie omvatten, kan helpen om schildklierwaarden zoals TSH, T3 en T4 te reguleren [s49]. Ademhalingsoefeningen, die ook onafhankelijk van yoga kunnen worden beoefend, bevorderen de zuurstoftoevoer naar het lichaam en kunnen zo bijdragen aan meer energie en balans. Door je te concentreren op de ademhaling, richt je de aandacht weg van stressveroorzakende gedachten en bevorder je innerlijke rust. Ook meditatie, bijvoorbeeld in de vorm van mindfulness-oefeningen, kan helpen om stress te verminderen en de symptomen van een hypothyreoïdie te verlichten [s49]. Door te leren om in het huidige moment te blijven en gedachten en gevoelens zonder oordeel waar te nemen, kan men stressreacties verminderen en de

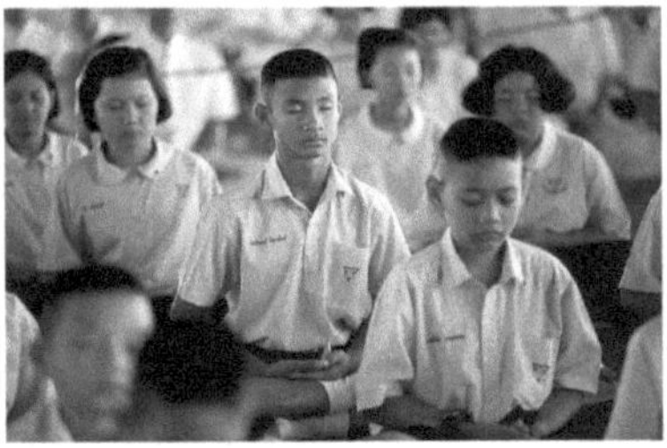

Mindfulness [i25]

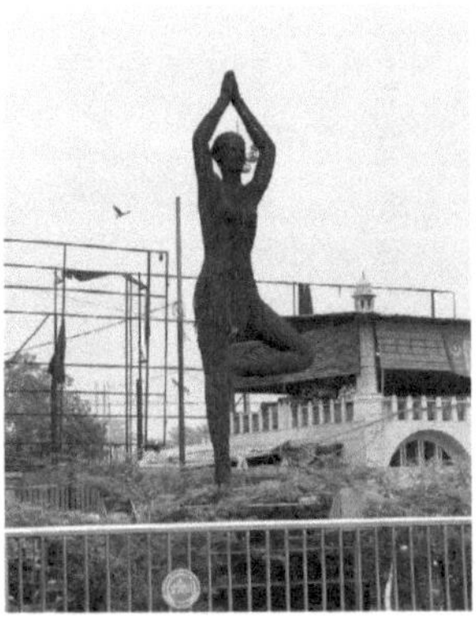

Asana [i26]

emotionele balans versterken. Yoga en meditatie kunnen bovendien depressies, angststoornissen en slaapproblemen tegengaan, die vaak gepaard gaan met een hypothyreoïdie [s49]. Het is belangrijk om bij bestaande lichamelijke klachten de oefeningen aan te passen aan de individuele behoeften en indien nodig medisch advies in te winnen.

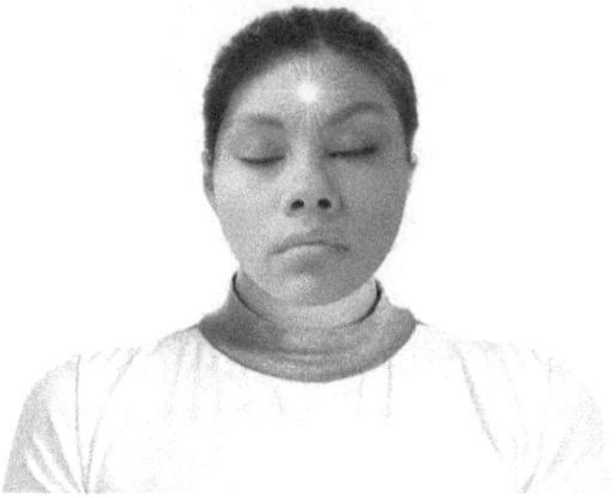

Meditatie [i27]

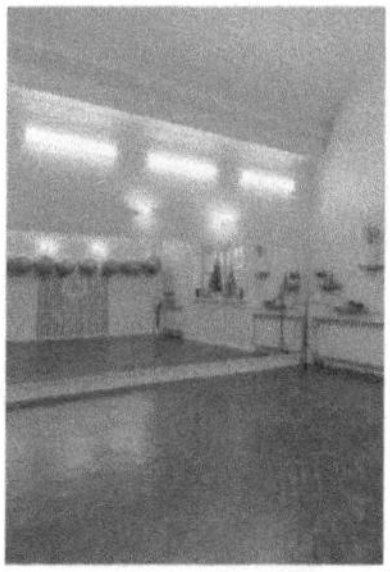

Yoga [i28]

Goed om te weten

Meditatie

Meditatie is een praktijk die gericht is op het kalmeren van de geest en het bevorderen van de concentratie. Bij een hypothyreoïdie kan meditatie helpen om stress en angsten te verminderen die de symptomen van de aandoening kunnen verergeren. Regelmatige meditatie kan ook bijdragen aan een betere slaap en de stemming verbeteren.

Mindfulness

Mindfulness is een vorm van meditatie waarbij men leert om in het huidige moment aanwezig te zijn, zonder te oordelen. In de context van een hypothyreoïdie kan mindfulness helpen om om te gaan met de emotionele en lichamelijke uitdagingen van de aandoening, door de zelfwaarneming en het acceptatievermogen te versterken.

Frequentie van het gebruik van ontspanningstechnieken

Frequentie van ontspanningstechnieken voor hypothyreoïdie.

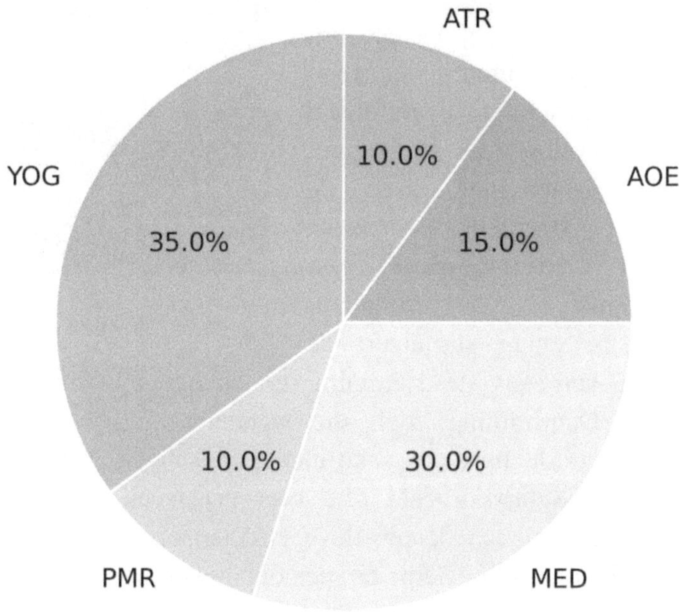

AOE: Ademoefeningen
ATR: Autogene Training
MED: Meditatie
PMR: Progressieve Spierrelaxatie
YOG: Yoga

De gegevens benadrukken yoga en meditatie als de meest gebruikte ontspanningstechnieken, wat mogelijk wijst op hun waargenomen effectiviteit en toegankelijkheid bij het beheersen van stress in verband met hypothyreoïdie. Ademoefeningen spelen, hoewel minder frequent, nog steeds een opmerkelijke rol. Autogene training en progressieve spierrelaxatie, hoewel minder vaak voorkomend, bieden alternatieve benaderingen voor mensen die op zoek zijn naar gespecialiseerde ontspanningsmethoden. Deze verdeling suggereert een voorkeur voor lichaam-geest oefeningen zoals yoga en meditatie voor stressvermindering in de context van hypothyreoïdie.

Bewegingstherapie

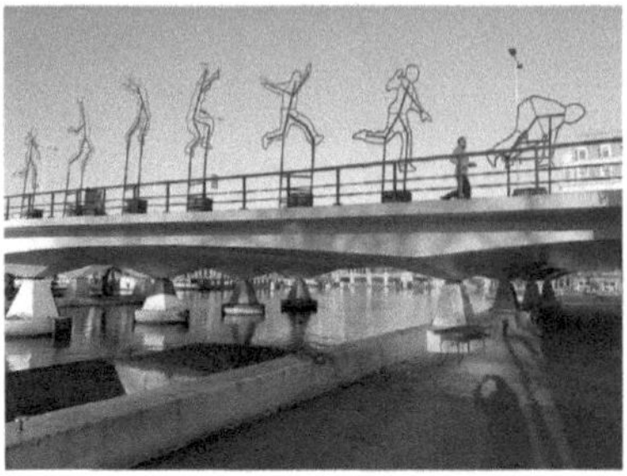

Joggen [i29]

Bewegingstherapie biedt diverse mogelijkheden om de symptomen van een hypothyreoïdie positief te beïnvloeden en de levenskwaliteit te verbeteren. Lichamelijke inactiviteit kan de bestaande klachten, zoals vermoeidheid, lusteloosheid en gewichtstoename, verergeren. Regelmatige beweging stimuleert de stofwisseling, verbetert de stemming en draagt bij aan een betere energiebalans. Duurtraining, zoals snel wandelen, joggen, zwemmen of fietsen, bevordert de hart- en vaatfunctie en kan de gewichtscontrole ondersteunen. Wie bijvoorbeeld drie keer per week 30 minuten snel wandelt, profiteert al van de positieve effecten op de stofwisseling en de psyche. Krachttraining helpt bij het opbouwen van spiermassa, wat op zijn beurt de basale stofwisseling verhoogt en de vetverbranding bevordert. Ook yoga en Pilates kunnen waardevolle aanvullingen zijn. Ze verbeteren het lichaamsbewustzijn, de flexibiliteit en de spierkracht. Vooral yoga kan door de combinatie van lichamelijke oefeningen, ademtechnieken en meditatie bijdragen aan innerlijke rust en stressreductie. Ontspanningstechnieken zoals progressieve spierontspanning of autogene training kunnen bovendien helpen om stress te verminderen en de slaapkwaliteit te verbeteren. Bij de keuze van de sport en de intensiteit van de training is het raadzaam om rekening te houden met de individuele behoeften en de huidige gezondheidstoestand. Een langzame start en een geleidelijke verhoging van de belasting zijn aan te raden. Zo kan men beginnen met korte trainingseenheden en de duur en intensiteit geleidelijk verhogen, zoals bij joggen, door eerst korte wandelpauzes in te lassen en deze met toenemende fitheid te verminderen. Bij onzekerheden of bestaande aandoeningen is het verstandig om medisch advies in te winnen om een op de individuele behoeften afgestemd trainingsprogramma te ontwikkelen. Bewegingstherapie kan de medicamenteuze behandeling van een hypothyreoïdie niet vervangen, maar biedt wel een waardevolle aanvulling om de symptomen te verlichten en het algemene welzijn te verbeteren. Een actieve levensstijl draagt op lange termijn bij aan een betere lichamelijke en geestelijke gezondheid.

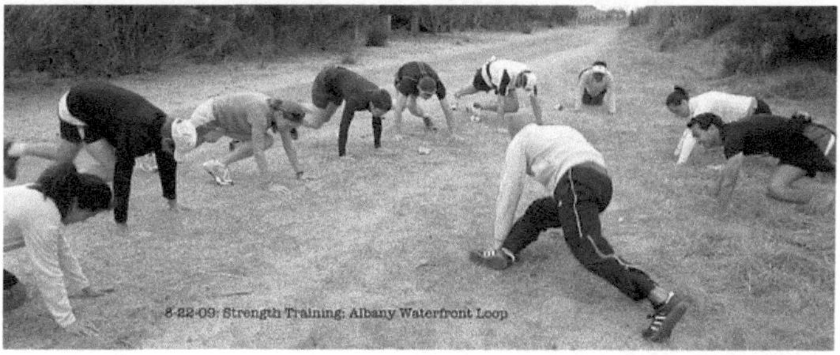

Krachttraining [i30]

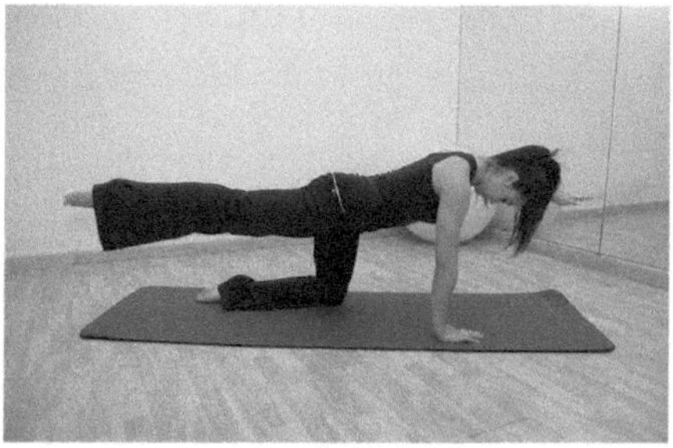

Pilates [i31]

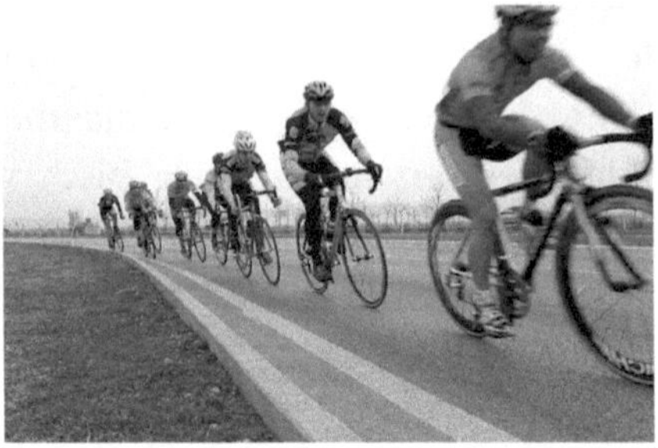

Fietsen [i32]

Goed om te weten

Autogene training

Autogene training is een ontspanningstechniek die gebaseerd is op autosuggestie en bij regelmatig gebruik kan bijdragen aan het verlichten van stresssymptomen, het verbeteren van de slaapkwaliteit en het verhogen van het algemene welzijn bij hypothyreoïdie.

Pilates

Pilates versterkt de rompspieren, verbetert de houding en kan bij hypothyreoïdie helpen om rugpijn te verlichten en de beweeglijkheid te bevorderen.

Progressieve spierontspanning

De progressieve spierontspanning helpt om door gerichte aanspanning en ontspanning van verschillende spiergroepen, lichamelijke en psychische spanning te verminderen, wat bij hypothyreoïdie kan leiden tot een betere slaap en meer energie.

Effect van trainingsintensiteit op hypothyreoïdie symptomen

Relatie tussen trainingsintensiteit en symptoomverbetering bij hypothyreoïdie.

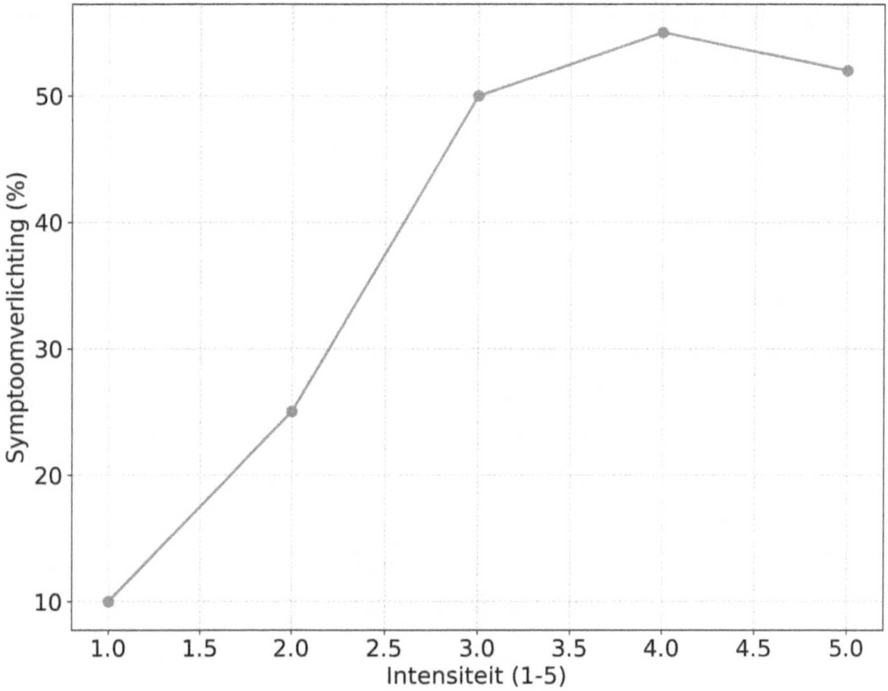

De gegevens suggereren een positieve correlatie tussen trainingsintensiteit en symptoomvermindering. Matige intensiteit lijkt significante voordelen te bieden, terwijl zeer hoge intensiteit mogelijk geen verdere verbetering biedt en mogelijk sommige symptomen kan verergeren. Dit benadrukt het belang van het vinden van een geschikt trainingsintensiteitsniveau voor individuele behoeften en toleranties.

Concrete adviezen

- Verken de wereld van de kruidenkunde en informeer uzelf over geneeskrachtige planten zoals vrouwenmantel of taigawortel, die traditioneel worden gebruikt bij schildklierproblemen.
- Zoek een ervaren natuurgeneeskundige die gespecialiseerd is in fytotherapie en laat u persoonlijk adviseren over geschikte kruidenmengsels.
- Ontdek de mogelijkheden van homeopathie en onderzoek middelen die uw specifieke symptomen van een schildklieronderfunctie aanpakken.
- Leer de basisprincipes van acupressuur en stimuleer gerichte acupressuurpunten die verband houden met de schildklier.
- Informeer uzelf over de Traditionele Chinese Geneeskunde (TCM) en de holistische benadering van de behandeling van schildklieronderfunctie.
- Overweeg een shiatsu-massage om blokkades in de energiestroom op te heffen en de zelfhelende krachten te activeren.
- Experimenteer met etherische oliën zoals mirre of cipres, die kalmerend werken en het hormonale evenwicht kunnen ondersteunen.
- Bezoek een workshop over klankschaaltherapie en ontdek hoe de trillingen van de klankschalen uw schildklier kunnen harmoniseren.
- Ontdek de weldadige werking van voetreflexzonemassages en laat de reflexzones van uw schildklier gericht behandelen.
- Duik in de wereld van Bachbloesems en vind de bloesessen die uw emotionele bijverschijnselen van een schildklieronderfunctie verlichten.
- Integreer de principes van Ayurveda in uw dagelijks leven en leer hoe u uw levensenergie (Prana) kunt versterken en uw schildklier kunt harmoniseren.

Terugblik - 2. Schildklieronderfunctie (hypothyreoïdie)

Een schildklieronderfunctie kan zich op verschillende manieren manifesteren, van subtiele veranderingen in de huid en het haar tot ingrijpende effecten op uw stemming en stofwisseling. In plaats van deze symptomen slechts als geïsoleerde problemen te beschouwen, beveelt "Schildklieronderfunctie anders behandelen: De schildklier natuurlijk genezen" een holistische benadering aan die uw individuele behoeften centraal stelt. Deze benadering erkent de complexe samenhang tussen lichamelijke, psychische en voedingsfactoren en moedigt u aan om actief bij te dragen aan uw herstel. Hoewel conventionele behandeling met schildklierhormonen noodzakelijk kan zijn, biedt het boek aanvullende strategieën om uw levenskwaliteit duurzaam te verbeteren en uw schildkliergezondheid holistisch te ondersteunen.

Een belangrijke stap is het herzien en aanpassen van uw eetgewoonten. Zorg voor een voldoende inname van jodium en selenium, twee essentiële voedingsstoffen voor de productie van schildklierhormonen. Integreer jodiumrijke voedingsmiddelen zoals vis, zeevruchten en zuivelproducten in uw dieet of gebruik jodiumhoudend keukenzout. Selenium vindt u bijvoorbeeld in noten, volle granen en peulvruchten. Houd er echter rekening mee dat zowel een tekort als een overschot van deze sporenelementen problematisch kan zijn. Daarom is een individuele dosering, bij voorkeur in overleg met een arts of natuurgeneeskundige, raadzaam. Daarnaast kunt u uw lichaam extra ondersteunen met een ontstekingsremmend dieet dat rijk is aan vers fruit, groenten en gezonde vetten. Vergeet ook niet het belang van vezels en omega-3-vetzuren. Experimenteer met verschillende voedingsmiddelen en observeer hoe uw lichaam daarop reageert.

Naast voeding spelen ontspanningstechnieken een belangrijke rol in het omgaan met de psychische belasting die vaak gepaard gaat met een schildklieronderfunctie. Chronische stress kan de hormoonproductie negatief beïnvloeden en symptomen zoals vermoeidheid, lusteloosheid en depressieve stemmingen verergeren. Vind een ontspanningstechniek die bij u past, of het nu yoga, meditatie, ademhalingsoefeningen of progressieve spierontspanning is. Integreer deze praktijk regelmatig in uw dagelijks leven om stress te verminderen, uw innerlijke rust te vinden en uw veerkracht te versterken. Ook gematigde lichaamsbeweging kan u helpen uw stofwisseling te stimuleren, uw stemming te verbeteren en uw energieniveau te verhogen. Kies een activiteit die u plezier brengt en begin langzaam om uw lichaam niet te overbelasten.

Het implementeren van deze aanbevelingen kan in het begin uitdagend zijn. Integreer de veranderingen geleidelijk in uw dagelijks leven en wees geduldig met uzelf. Documenteer uw voortgang en uitdagingen in een dagboek om uw individuele behoeften beter te begrijpen en uw strategieën aan te passen. Schroom niet om ondersteuning te zoeken bij professionals zoals artsen, natuurgeneeskundigen of diëtisten. Met een holistische benadering die voeding, ontspanning en beweging in overweging neemt, kunt u actief invloed uitoefenen op uw schildkliergezondheid en uw levenskwaliteit duurzaam verbeteren. U houdt de sleutel tot uw herstel in handen. Neem de uitdaging aan en ontdek uw persoonlijke welzijn!

3. Schildklier Overfunctie (hyperthyreoïdie)

Kent u het gevoel dat uw lichaam voortdurend op volle toeren draait? Een hyperthyreoïdie kan de gehele stofwisseling uit balans brengen en leiden tot diverse klachten. De moderne reguliere geneeskunde vertrouwt meestal op synthetische medicijnen, maar de natuur biedt effectieve alternatieven. Terwijl de klassieke behandeling vooral de symptomen bestrijdt, stellen holistische therapieën ons in staat om de oorzaak aan te pakken. In dit hoofdstuk ontdekt u hoe de overactieve schildklier weer in balans kan worden gebracht met natuurlijke methoden.

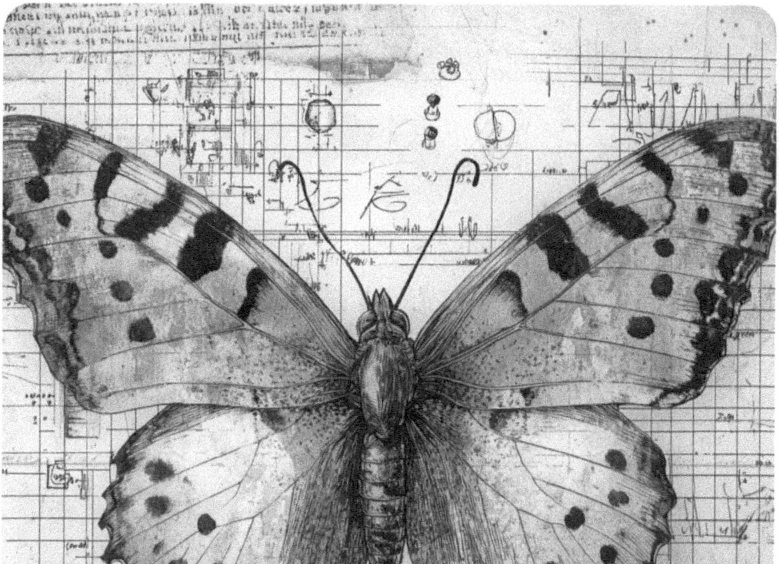

3. 1 Klinisch beeld

Organische veranderingen van de schildklier, zoals veroorzaakt door medicijnen, kunnen leiden tot een schildklieroverfunctie. Deze beïnvloedt de stofwisseling en veroorzaakt diverse bijverschijnselen die het welzijn aanzienlijk verminderen. De gevolgen variëren van hart- en vaatproblemen tot psychische klachten. Begrijp de complexe samenhangen en krijg duidelijkheid over de uitdagingen van een schildklieroverfunctie.

De jodiumvoorziening speelt een cruciale rol bij de schildklierfunctie en kan de ontwikkeling van schildklieraandoeningen, met name door medicijnen zoals amiodaron, beïnvloeden.

Organische Veranderingen

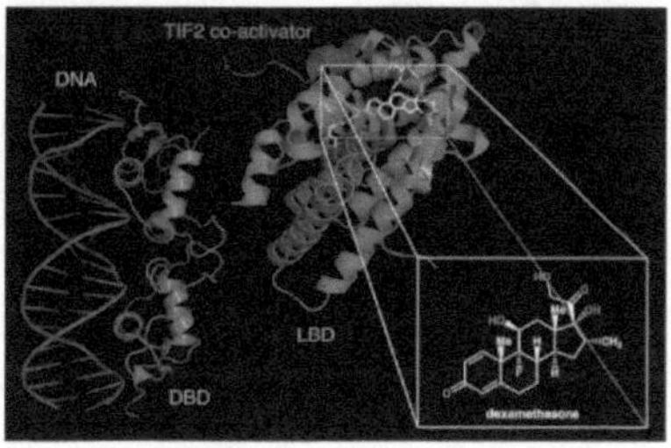

Corticosteroïden [i34]

Organische veranderingen van de schildklier kunnen verschillende oorzaken hebben en de schildklierfunctie beïnvloeden. Medicijnen, zoals bijvoorbeeld Amiodaron, een anti-aritmicum voor de behandeling van hartritmestoornissen, kunnen zowel een onderfunctie (hypothyreoïdie) als een overfunctie (thyreotoxicose) van de schildklier veroorzaken. [s50] Amiodaron bevat jodium, dat de productie van schildklierhormonen beïnvloedt. In jodiumarme gebieden komt amiodaron-geïnduceerde thyreotoxicose (AIT) vaker voor, terwijl in jodiumrijke gebieden de amiodaron-geïnduceerde hypothyreoïdie (AIH) overheerst. [s50] Deze geografische verdeling illustreert de invloed van de jodiumvoorziening op de schildklierfunctie en de ontwikkeling van schildklieraandoeningen door Amiodaron. AIT wordt onderverdeeld in twee typen. Type 1 betreft patiënten met bestaande schildklieraandoeningen, terwijl type 2 bij patiënten met een voorheen gezonde schildklier ontstaat door een ontstekelijke vernietiging van het schildklierweefsel. [s50] De diagnose van AIT is complexer dan die van AIH, omdat de symptomen vaak onspecifiek zijn en verschillende diagnostische procedures nodig zijn om tussen de twee typen te onderscheiden. [s50] Bloedonderzoek naar schildklierhormonen (TSH, fT3, fT4) en echografie van de schildklier kunnen belangrijke diagnostische aanwijzingen geven. Regelmatige monitoring van de schildklierfunctie bij patiënten onder Amiodaron-therapie is daarom essentieel om veranderingen vroegtijdig te herkennen en dienovereenkomstig te behandelen. Dit kan worden gewaarborgd door regelmatige bloedonderzoeken en medische controleafspraken. De therapie van AIT is afhankelijk van het type en kan medicijnen omvatten die de productie van schildklierhormonen remmen of, in het geval van een ernstige ontsteking, ook corticosteroïden. Bij AIH kan een schildklierhormoonvervangingstherapie noodzakelijk zijn. De exacte dosering is afhankelijk van de individuele bloedwaarden en het klinische beeld van de patiënt.

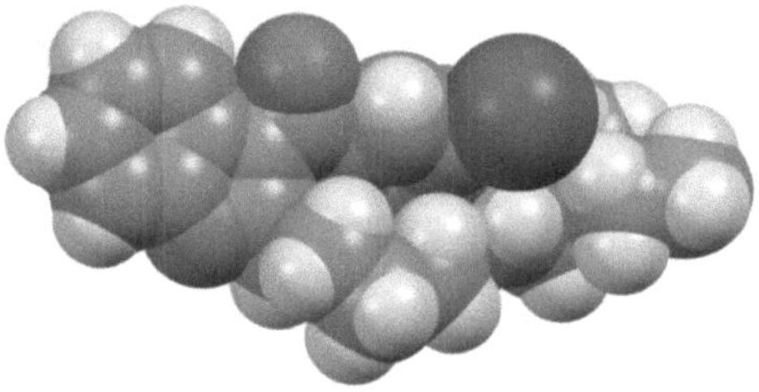

Amiodaron [i33]

Anti-aritmicum

Een medicijn dat wordt gebruikt voor de behandeling van hartritmestoornissen. Amiodaron is een voorbeeld van een anti-aritmicum dat de schildklierfunctie kan beïnvloeden. Dit boek behandelt alternatieve benaderingen voor de behandeling van schildklierfunctiestoornissen die door dergelijke medicijnen worden veroorzaakt.

Corticosteroïden

Ontstekingsremmende medicijnen die kunnen worden gebruikt bij de behandeling van schildklieraandoeningen zoals amiodaron-geïnduceerde thyreotoxicose type 2. Dit boek onderzoekt hoe corticosteroïden kunnen worden ingezet binnen een holistisch behandelplan voor schildklierproblemen.

Organveranderingen bij hypothyreoïdie

Ernst en frequentie van orgaanveranderingen in relatie tot schildklierhormoonspiegels.

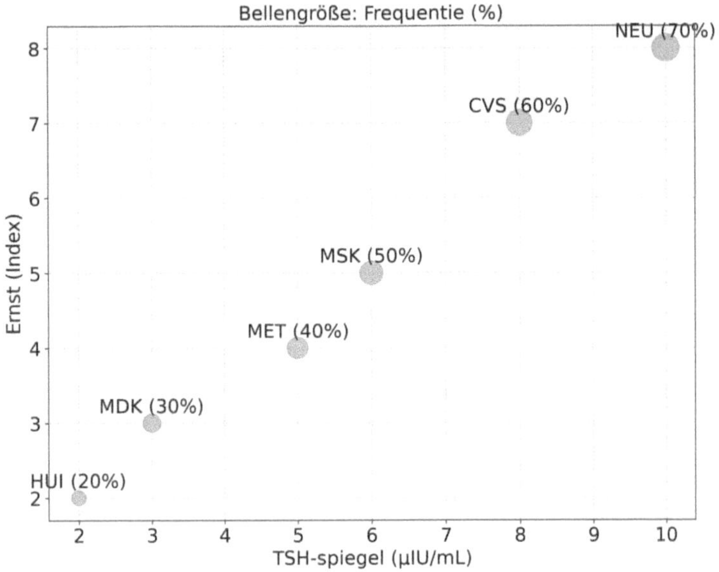

Blasengröße: Frequentie (%)

CVS: Cardiovasculair	HUI: Huid
MDK: Maag-darmkanaal	MET: Metabolisch
MSK: Musculoskeletaal	NEU: Neurologisch

De grafiek geeft een correlatie aan tussen lagere schildklierhormoonspiegels (TSH) en een verhoogde prevalentie en ernst van orgaanspecifieke veranderingen. Met name cardiovasculaire en metabole veranderingen lijken vaker voor te komen en ernstiger te zijn bij hogere TSH-waarden, terwijl veranderingen met betrekking tot de darm en huid minder worden beïnvloed door TSH-waarden, maar nog steeds merkbaar aanwezig zijn. Dit suggereert dat het effectief behandelen van hypothyreoïdie de ernst en frequentie van deze orgaan-gerelateerde complicaties zou kunnen verminderen.

stoffwechselentgleisungen

Een hypothyreoïdie kan ingrijpende gevolgen hebben voor de stofwisseling en leiden tot verschillende stofwisselingsstoornissen. Deze worden gekenmerkt door een complex samenspel van verschillende metabolische parameters. Zo kunnen bijvoorbeeld verhoogde bloedvetwaarden (triglyceriden) en een verlaagd HDL-cholesterolniveau optreden [s51]. Daarnaast kunnen een verhoogde tailleomvang, die wijst op abdominale obesitas, evenals hoge bloeddruk en verhoogde bloedsuikerwaarden (hyperglykemie) zich voordoen [s51]. Deze combinatie van factoren wordt vaak aangeduid als het metabool syndroom en verhoogt het risico op hart- en vaatziekten en type 2-diabetes. De relatie tussen hypothyreoïdie en het metabool syndroom is goed gedocumenteerd in studies [s52]. Zo toonde een onderzoek aan dat bij een aanzienlijk percentage van de patiënten met het metabool syndroom ook een schildklierstoornis aanwezig is, waarbij de subklinische hypothyreoïdie een groot deel van deze gevallen uitmaakt [s52]. In het bijzonder kon een correlatie tussen schildklierstoornissen en parameters zoals tailleomvang en HDL-cholesterol worden waargenomen [s52].

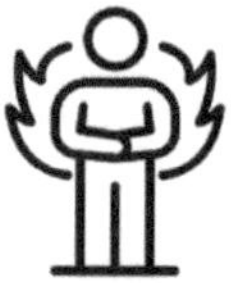

Daarom is het raadzaam om bij een bestaande hypothyreoïdie de relevante metabolische parameters regelmatig medisch te laten controleren, om tijdig te kunnen ingrijpen. Een op maat gemaakte therapie voor hypothyreoïdie kan helpen deze stofwisselingsstoornissen te corrigeren en het risico op complicaties te minimaliseren. Een verandering in dieet met verminderde calorie-inname en regelmatige lichamelijke activiteit kan ook positieve effecten hebben op de stofwisselingssituatie.

Goed om te weten

Abdominale obesitas

De ophoping van vetweefsel in de buikregio, die gepaard gaat met een verhoogd risico op verschillende gezondheidsproblemen.

Correlatie

Een statistische relatie tussen twee of meer variabelen. Een correlatie betekent niet noodzakelijk dat de ene variabele de andere veroorzaakt.

HDL-cholesterol

Het zogenaamde 'goede' cholesterol. Het helpt overtollig cholesterol uit de aderen te verwijderen en beschermt zo tegen hartziekten. Een laag HDL-niveau verhoogt het risico.

Subklinische hypothyreoïdie

Een milde vorm van hypothyreoïdie, waarbij de schildklierwaarden licht veranderd zijn, maar nog geen duidelijke symptomen optreden.

Triglyceriden

Een soort vet in het bloed. Hoge triglyceridenwaarden kunnen het risico op hartziekten verhogen.

Metabolische parameters in de tijd

Gesimuleerde progressie van belangrijke metabolische parameters tijdens de behandeling van hypothyreoïdie.

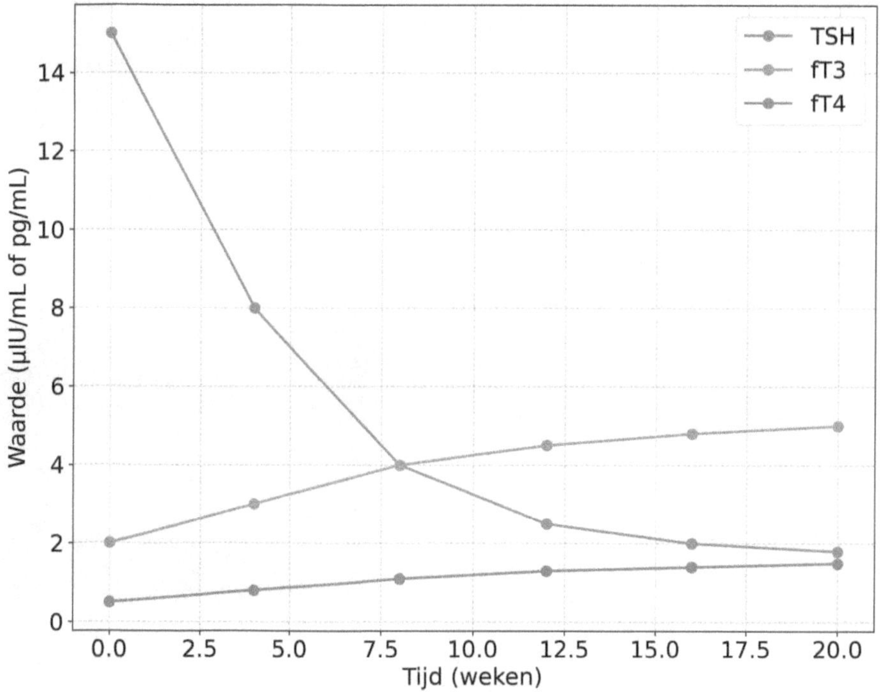

De grafiek illustreert de verwachte verbetering van de metabolische functie in de tijd met een effectieve behandeling. TSH-waarden dalen terwijl fT3- en fT4-waarden stijgen en uiteindelijk stabiliseren binnen het normale bereik. Dit suggereert een positieve reactie op de therapie en een geleidelijk herstel van de schildklierhormoonbalans. De aanvankelijk snelle veranderingen worden gevolgd door een langzamere, gestage verbetering, wat aangeeft dat het lichaam zich aanpast aan de behandeling.

Begeleidsymptomen

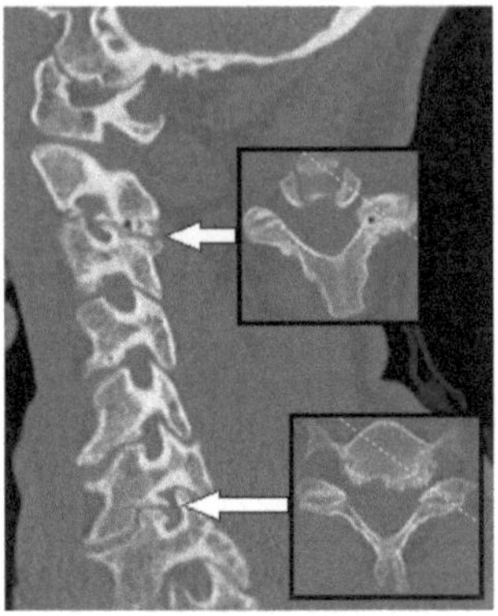

Tintelingen [i35]

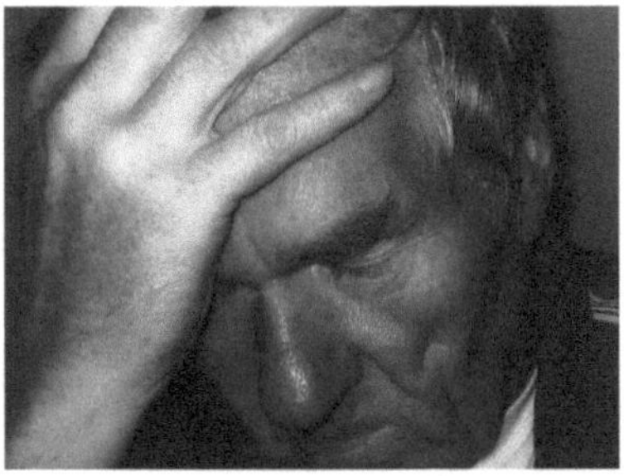

Vermoeidheid [i36]

Een hypothyreoïdie uit zich niet alleen in de typische symptomen zoals vermoeidheid, gewichtstoename en koudegevoeligheid. Integendeel, er kan een breed scala aan bijkomende verschijnselen optreden die het welzijn verder kunnen beïnvloeden en de diagnose kunnen bemoeilijken. Deze extra klachten kunnen divers zijn en verschillende orgaansystemen aantasten. Zo kunnen bijvoorbeeld pijn in het borstbeen en in de armen gepaard gaan met tintelingen. Ook psychische symptomen, zoals depressieve stemmingen en angststoornissen, zijn veelvoorkomende begeleidingsverschijnselen. Studies tonen aan dat het aantal begeleidende symptomen bij hypothyreoïdie in vergelijking met gezonde personen aanzienlijk verhoogd is. Interessant is de nauwe relatie tussen deze psychische begeleidingsverschijnselen en de mate van belasting door de lichamelijke symptomen. Een hypothyreoïdie kan het algehele welzijn sterk beïnvloeden, en niet alleen door de bekende hoofd symptomen. De individuele begeleidingsverschijnselen variëren van patiënt tot patiënt en kunnen van spijsverteringsproblemen tot haaruitval en stemmingswisselingen reiken. Let daarom op veranderingen in uw lichaam en geest en bespreek alle symptomen die u waarneemt met uw arts – ook die welke u aanvankelijk onbelangrijk lijken. Een uitgebreide anamnese en diagnostiek zijn cruciaal om de hypothyreoïdie en haar begeleidingsverschijnselen adequaat te behandelen en uw levenskwaliteit te verbeteren. Zoals bij clusterhoofdpijn, kunnen ook bij een hypothyreoïdie extra symptomen optreden die aan een migraine doen denken. Dit omvat bijvoorbeeld een verergering van de klachten door lichamelijke inspanning of verhoogd zweten in het gezicht. Deze observatie onderstreept de complexiteit van de ziektebeelden en het belang van een gedifferentieerde diagnostiek. De behandeling moet altijd afgestemd zijn op de individuele behoeften van de patiënt en zowel de hypothyreoïdie zelf als de specifieke begeleidingssymptomen in overweging nemen.

Goed om te weten

Anamnese
De systematische vastlegging van de medische geschiedenis van een patiënt door gerichte vragen, die belangrijk is voor de diagnose en therapieplanning. Bij een hypothyreoïdie omvat dit het verzamelen van symptomen, voorgeschiedenis, familiale belasting en levensgewoonten.

Begeleidsymptomen
Extra klachten die naast de typische tekenen van een hypothyreoïdie kunnen optreden, zoals spijsverteringsproblemen, gewrichtspijn of concentratieproblemen. Deze begeleidingssymptomen kunnen de levenskwaliteit aanzienlijk beïnvloeden en de diagnose bemoeilijken.

Clusterhoofdpijn
Aanvalsgewijs optredende, extreem sterke hoofdpijn, die typisch eenzijdig in het gebied van de oogkas of de slaap is gelokaliseerd en gepaard kan gaan met begeleidingssymptomen zoals een rood oog, tranenvloed of verstopte neus. Het optreden kan worden uitgelokt door bepaalde triggers zoals alcohol of stress.

Migraine
Een neurologische aandoening die wordt gekenmerkt door aanvalsgewijs optredende, meestal eenzijdige hoofdpijn. De pijn is vaak kloppend en kan gepaard gaan met misselijkheid, braken, licht- en geluidsovergevoeligheid. Migraine kan worden uitgelokt door verschillende factoren zoals stress, hormonale schommelingen of bepaalde voedingsmiddelen.

Frequentie van begeleidende symptomen

Begeleidende symptomen bij hypothyreoïdie

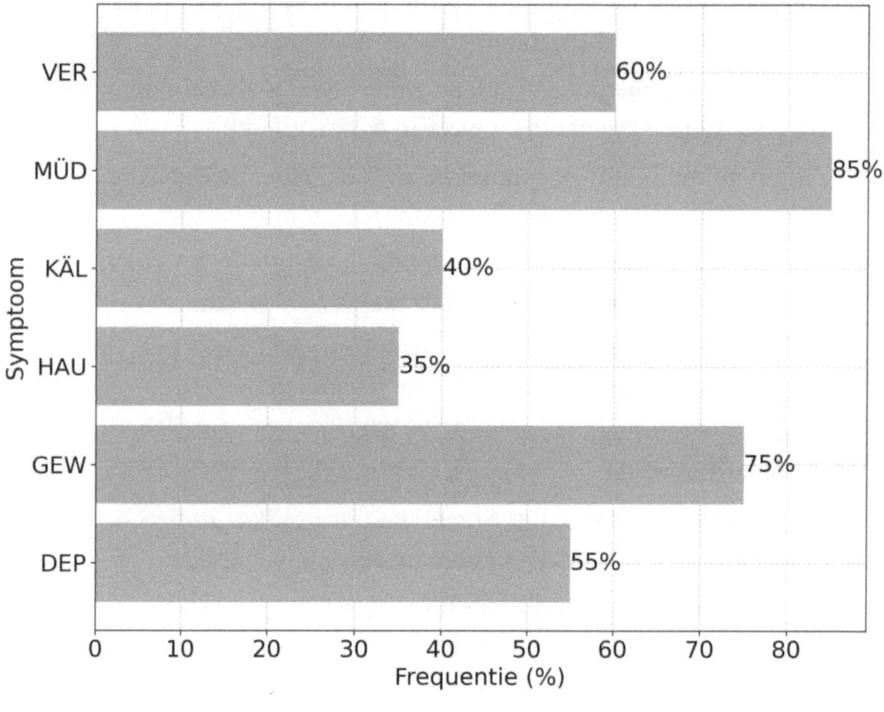

DEP: Depressie	GEW: Gewichtstoename
HAU: Droge huid	KÄL: Koudegevoeligheid
MÜD: Vermoeidheid	VER: Constipatie

Vermoeidheid en gewichtstoename komen het meest voor, gevolgd door constipatie en depressie. Koudegevoeligheid en een droge huid komen minder vaak voor, maar zijn nog steeds relevant. Deze verdeling benadrukt de noodzaak van een holistische behandeling van hypothyreoïdie, die verder gaat dan alleen hormoonvervangende therapie.

Concrete adviezen

- Koppel bewust uw ademhaling aan de gedachte om de schildklier van energie te voorzien.
- Voel meerdere keren per dag in uw halsgebied en neem de schildklier bewust waar.
- Stel u voor hoe uw schildklierhormonen door uw hele lichaam stromen en elke cel bereiken.
- Draag kleding die uw halsgebied aangenaam warm houdt, om een gevoel van geborgenheid en welzijn te bevorderen.
- Zing regelmatig om de spieren in uw halsgebied te ontspannen en de doorbloeding van de schildklier te stimuleren.
- Omring uzelf met rustgevende kleuren zoals blauw en groen, om innerlijke rust en evenwicht te vinden.
- Creëer een plek van stilte in uw woning waar u zich kunt terugtrekken en uw schildklier kunt visualiseren.
- Schrijf een brief aan uw schildklier waarin u uw gedachten en gevoelens uitdrukt.
- Ontwikkel een persoonlijk ritueel dat u dagelijks uitvoert om uw schildklier te ondersteunen en uw welzijn te versterken.
- Visualiseer hoe uw schildklier bij elke maaltijd zich vult met waardevolle voedingsstoffen en optimaal functioneert.
- Lach hartelijk en uitbundig om stress te verminderen en uw schildklier positief te beïnvloeden.
- Dans op uw favoriete muziek om uw lichaam en uw schildklier in beweging te brengen.
- Breng tijd door in de natuur en adem de frisse lucht diep in om uw schildklier van zuurstof te voorzien.

3. 2 Voedingsconcepten

Bij een hypothyreoïdie verandert de stofwisseling en beïnvloedt deze de energiebehoefte, de mineralenvoorziening en de vitaminehuishouding. Dit kan leiden tot gewichtstoename, energieloosheid en andere klachten. Een aangepaste voeding speelt een cruciale rol bij het omgaan met deze uitdagingen en het verbeteren van het welzijn. Tekorten aan micronutriënten kunnen de schildklierfunctie verder beïnvloeden. De juiste voedingsstoffen in de juiste hoeveelheden zijn essentieel voor de hormoonproductie en -regulatie. Een evenwichtige voeding, rekening houdend met individuele intoleranties, vormt de basis voor een gezonde schildklier. Ontdek in dit hoofdstuk hoe u uw voeding kunt optimaliseren en uw schildkliergezondheid op een natuurlijke manier kunt ondersteunen.

Bij schildklierfunctiestoornissen is een individueel aangepaste voeding, die rekening houdt met de veranderde energiebehoefte en micronutriëntenbehoefte (met name jodium, selenium, zink, ijzer en B-vitamines), essentieel voor de ondersteuning van de schildkliergezondheid en het algemene welzijn.

Energiebehoefte

Bij een hypothyreoïdie vertraagt de stofwisseling, wat de energiebehoefte beïnvloedt. Het lichaam heeft minder energie nodig om de basisfuncties in stand te houden. Dit kan leiden tot gewichtstoename, zelfs als de calorie-inname gelijk blijft of zelfs vermindert [s53]. Een aangepaste voeding kan helpen om dit probleem te voorkomen. Een belangrijk aspect is de voldoende voorziening van mikronaehrstoffen. Onder andere jodium, selenium, ijzer en zink zijn noodzakelijk voor de synthese en regulatie van de schildklierhormonen [s54]. Een tekort aan deze voedingsstoffen kan de schildklierfunctie verder beïnvloeden en de energiebehoefte verlagen. Daarom is een evenwichtige voeding met veel fruit, groenten, volle granen en magere eiwitten belangrijk om de voorziening van deze micronutriënten te waarborgen. Daarnaast kan het rekening houden met individuele intoleranties, zoals gluten of laktose, positieve effecten hebben op de schildklierfunctie en daarmee ook op de energiehuishouding [s53]. Een energiebeperkt dieet dat voldoet aan de individuele behoefte en tegelijkertijd een voldoende voedingsinname garandeert, kan leiden tot een verbetering van het lichaamsgewicht en de schildklierparameters [s53]. Door de combinatie van een aangepaste voeding met regelmatige lichaamsbeweging kan de energiebehoefte worden verhoogd en de stofwisseling worden gestimuleerd. Dit kan helpen om gewichtstoename te voorkomen en het algemene welzijn te verbeteren. Het is belangrijk om de voedingsverandering niet als een tijdelijke maatregel, maar als een langdurige aanpassing van de levensstijl te beschouwen. De individuele energiebehoefte kan door verschillende factoren worden beïnvloed en moet daarom idealiter met een arts of diëtist worden besproken. Zo kan een individueel voedingsplan worden opgesteld dat voldoet aan de persoonlijke behoeften en de schildkliergezondheid.

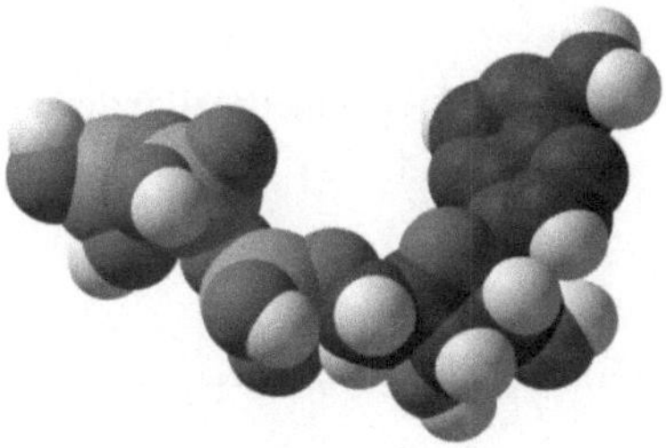

Stofwisseling [i37]

Geschatte dagelijkse caloriebehoefte op basis van activiteitenniveau

Caloriebehoefte kan variëren met schildklieraandoeningen.

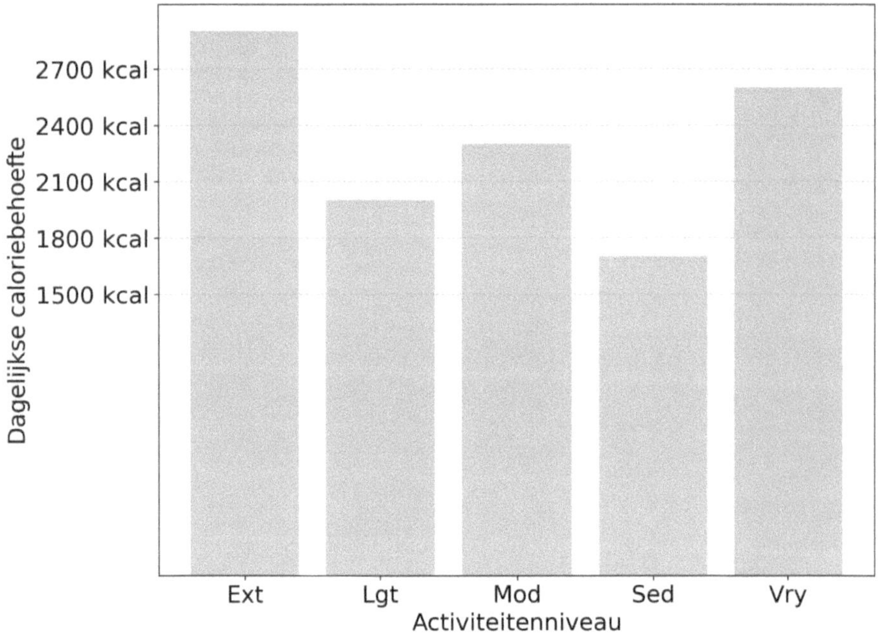

Ext: Extra actief

Lgt: Licht actief

Mod: Matig actief

Sed: Zittend

Vry: Zeer actief

Personen met een minder actieve levensstijl hebben over het algemeen minder calorieën nodig. Degenen met meer inspannende activiteiten hebben een hogere energiebehoefte. Het is belangrijk om een zorgverlener te raadplegen om de individuele caloriebehoefte te bepalen, vooral bij het beheren van een schildklieraandoening, aangezien deze de stofwisseling en het energieniveau kunnen beïnvloeden.

Mineralenvoorziening

Een optimale mineralenvoorziening is essentieel voor de schildklierfunctie, omdat het talrijke processen in het lichaam beïnvloedt die direct of indirect verband houden met de hormoonproductie en -werking. Naast jod en Selenium, die een belangrijke rol spelen in de productie van schildklierhormonen, zijn ook andere mineralen van belang. Zink beïnvloedt bijvoorbeeld de omzetting van T4 in het actieve hormoon T3. IJzer is belangrijk voor het transport van zuurstof en de energieproductie in de cellen, wat op zijn beurt de schildklierfunctie beïnvloedt. Een ijzertekort kan de productie van schildklierhormonen verstoren en zo leiden tot een verslechtering van de symptomen van een onderfunctie [s55]. Een evenwichtige mineralenhuishouding heeft een positieve invloed op verschillende lichaamsfuncties, van celactiviteit tot hormoonregulatie. Mineralen zoals Magnesium, koper en mangaan zijn ook betrokken bij enzymatische processen die belangrijk zijn voor een gezonde schildklierfunctie. Hoewel een gevarieerd dieet doorgaans voldoende mineralen levert, kunnen er tekorten optreden, vooral bij bestaande schildklierproblemen [s56]. Een gerichte bloedanalyse kan helpen om eventuele tekorten aan het licht te brengen en passende maatregelen te nemen. Indien nodig kan een supplementatie in overleg met een arts of diëtist plaatsvinden. De

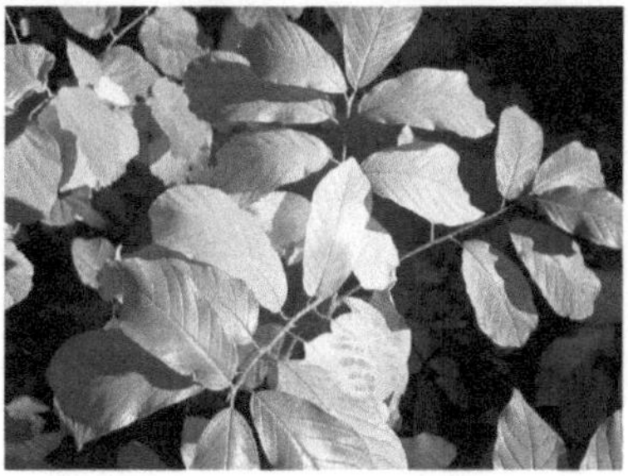

Magnesium [i38]

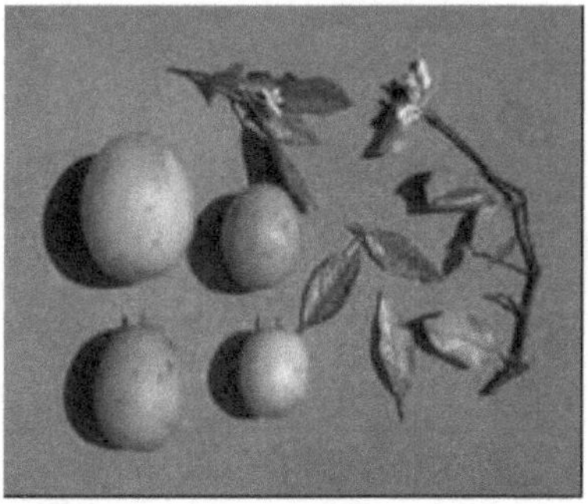

Zink [i39]

optimale voorziening van mineralen ondersteunt niet alleen de schildklierfunctie, maar draagt ook bij aan een algemeen welzijn door verschillende stofwisselingsprocessen in het lichaam te optimaliseren [s57]. Een dieet dat rijk is aan volle granen, peulvruchten, noten, zaden en groene bladgroenten kan de voorziening van belangrijke mineralen verbeteren. Zo levert bijvoorbeeld een handvol amandelen niet alleen magnesium, maar ook koper en mangaan, die relevant zijn voor de schildklierfunctie. Daarnaast kan mager vlees, vooral rundvlees, de ijzeropname ondersteunen. De gerichte selectie van voedingsmiddelen binnen een evenwichtig dieet kan helpen om te voldoen aan de behoefte aan belangrijke mineralen en de schildklierfunctie te ondersteunen. [s58]

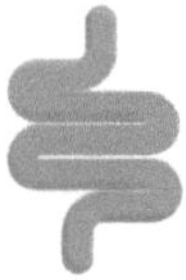

Goed om te weten

Magnesium

Magnesium speelt een rol bij de spier- en zenuwfunctie en kan ook de schildklierfunctie beïnvloeden. Een magnesiumtekort kan leiden tot spierkrampen, vermoeidheid en een verslechtering van de schildklieronderfunctie. Magnesiumrijke voedingsmiddelen zijn onder andere noten, zaden en groene bladgroenten.

Selenium

Selenium speelt een belangrijke rol in de bescherming van de schildklier tegen oxidatieve stress en ondersteunt de omzetting van T4 in T3. Een adequate seleniuminname kan helpen om de schildklierfunctie te optimaliseren en ontstekingen te verminderen. Voedingsmiddelen zoals paranoten, vis en vlees zijn goede seleniumbronnen.

Supplementatie

De supplementatie van mineralen kan nuttig zijn bij een aangetoond tekort om de schildklierfunctie te ondersteunen. Het is belangrijk om de inname van voedingssupplementen met een arts of diëtist te bespreken om de juiste dosering en mogelijke interacties in overweging te nemen.

Focus Micronutriënteninname

Gebruikelijke aandachtspunten voor micronutriënten voor de gezondheid van de schildklier.

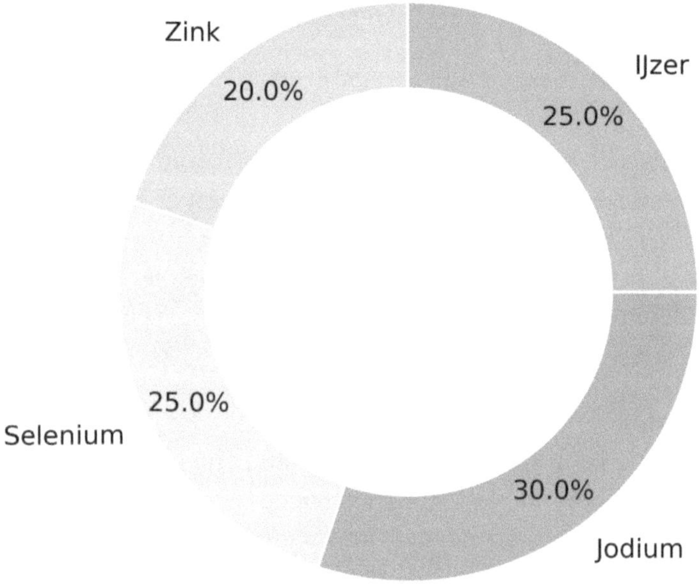

IJZ: IJzer

JOD: Jodium

SEL: Selenium

ZIN: Zink

Deze grafiek benadrukt belangrijke micronutriënten die vaak worden overwogen bij het beheersen van hypothyreoïdie. Jodium is cruciaal voor de productie van schildklierhormonen. Selenium ondersteunt de omzetting van schildklierhormonen. Zink en ijzer spelen een rol in de algehele schildklierfunctie en het hormoongebruik. Hoewel deze belangrijk zijn, variëren de individuele behoeften. Het raadplegen van een zorgverlener voor persoonlijk advies is essentieel.

Vitaminebalans

Vitaminen beïnvloeden talrijke stofwisselingsprocessen en zijn daarom ook relevant voor de schildklierfunctie. Vooral de vetoplosbare vitaminen A, D, E en K spelen een belangrijke rol bij de hormoonproductie en -regulatie. Vitamine D beïnvloedt bijvoorbeeld indirect de schildklier door de calciumopname te reguleren, wat op zijn beurt belangrijk is voor de signaaloverdracht binnen de cellen [s59]. Een vitamine D-tekort kan de schildklierfunctie verstoren en leiden tot een verslechtering van de symptomen van hypothyreoïdie. Ook vitamine A is betrokken bij de productie van schildklierhormonen en kan bij een tekort de omzetting van T4 in het actieve hormoon T3 beïnvloeden. De wateroplosbare B-vitaminen zijn essentieel voor de energiehuishouding en de zenuwfunctie, wat indirect de schildklier beïnvloedt [s60]. Een tekort aan B-vitaminen kan leiden tot vermoeidheid, concentratieproblemen en andere symptomen die ook bij hypothyreoïdie optreden. Een adequate inname van deze vitaminen is daarom bijzonder belangrijk. Een dieet met veel groene bladgroenten (vitamine K en foliumzuur), noten en zaden (vitamine E) en vette vis (vitamine D) kan de vitaminevoorziening verbeteren. Daarnaast kan gerichte suppletie van bepaalde vitaminen, zoals vitamine D, in overleg met een arts zinvol zijn, vooral in de wintermaanden of bij aangetoond tekort [s59]. Een evenwichtige voeding met verse, onbewerkte voedingsmiddelen is de basis voor een optimale vitaminevoorziening en ondersteunt de schildklierfunctie. Een dergelijke voedingswijze draagt niet alleen bij aan de verlichting van de symptomen van hypothyreoïdie, maar bevordert ook het algemene welzijn. Naast een evenwichtige voeding kunnen ook bepaalde micronutriënten, zoals zink en selenium, in combinatie met een caloriearm dieet, de ruststofwisseling (RMR) bij overgewicht en obesitas verhogen [s61]. Dit kan bijdragen aan gewichtsverlies, wat op zijn beurt positieve effecten op de schildklierfunctie kan hebben. De verbeterde functionele capaciteit, gemeten met de Timed Up-and-Go-test (TUG), toont bovendien positieve effecten op de fysieke prestaties [s61]. Een dergelijke combinatie van voedingsverandering en gerichte suppletie kan de schildklierfunctie ondersteunen en de levenskwaliteit verbeteren. Het is echter belangrijk om de inname van voedingssupplementen met een arts of diëtist af te stemmen om overdoseringen en ongewenste interacties te voorkomen.

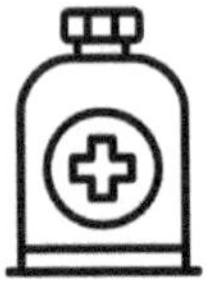

Een regelmatige controle van de vitamine- en mineralenstatus door bloedtesten kan helpen om tekorten vroegtijdig te herkennen en gericht te behandelen [s60]. Zo kan een individueel voedingsplan worden opgesteld dat voldoet aan de persoonlijke behoeften en de schildkliergezondheid.

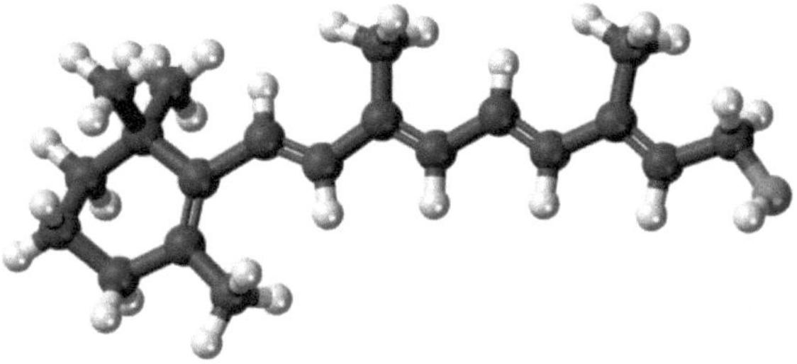

Vitamine A [i40]

Goed om te weten

B-vitaminen

B-vitaminen zijn essentieel voor de energiehuishouding en de zenuwfunctie. Een tekort kan leiden tot vermoeidheid, concentratieproblemen en andere neurologische symptomen die de symptomen van hypothyreoïdie kunnen verergeren.

Ruststofwisseling (RMR)

De ruststofwisseling (RMR) is de hoeveelheid energie die het lichaam in rust nodig heeft. Bij hypothyreoïdie is de RMR vaak verlaagd, wat kan leiden tot gewichtstoename. Gerichte voeding en suppletie kunnen helpen de RMR te verhogen en gewichtsverlies te ondersteunen.

Timed Up-and-Go-Test (TUG)

De Timed Up-and-Go-test (TUG) is een eenvoudige test om de mobiliteit en het evenwicht te beoordelen. Hij kan worden gebruikt om de functionele capaciteit van mensen met hypothyreoïdie te evalueren, aangezien zij vaak lijden aan spierzwakte en evenwichtsstoornissen.

Vitamine A

Vitamine A is belangrijk voor het immuunsysteem en de cel differentiatie. Het kan de omzetting van T4 naar T3 beïnvloeden, de actieve schildklierhormonen. Een tekort kan leiden tot droge huid en nachtblindheid, beide symptomen die bij hypothyreoïdie versterkt kunnen optreden.

Belangrijke vitaminen voor de gezondheid van de schildklier

Visualisatie van vitamine-inname voor schildklierondersteuning.

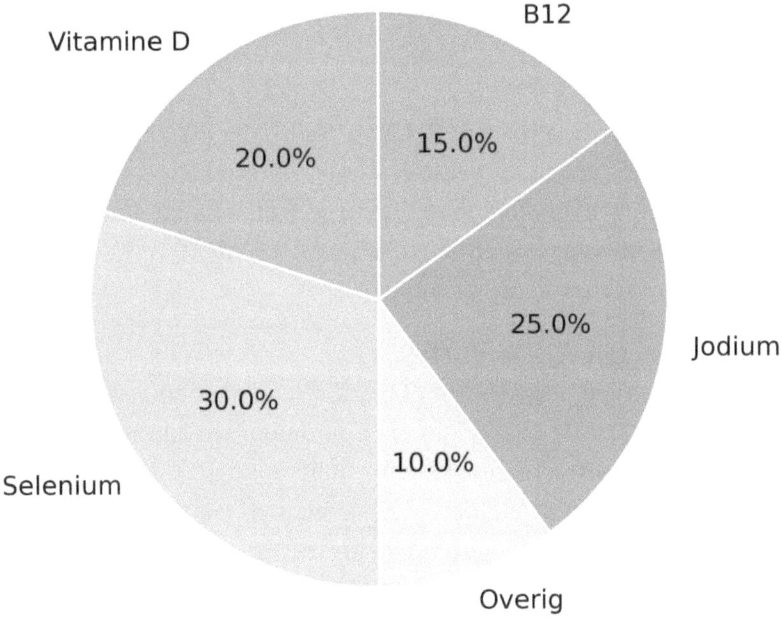

B12: Vitamine B12

Jodium: Jodium

Overig: Andere B-vitaminen en zink

Selenium: Selenium

Vitamine D: Vitamine D

Deze grafiek benadrukt het relatieve belang van verschillende vitamines bij het ondersteunen van de schildklierfunctie. Hoewel alle vitamines bijdragen, zijn selenium en jodium bijzonder cruciaal, wat suggereert dat een focus op deze voedingsstoffen in de voedingskeuzes gunstig kan zijn voor personen met hypothyreoïdie. Voldoende vitamine D en B-vitamines zijn ook belangrijk, wat aangeeft dat een evenwichtige benadering van vitamine-inname wordt aanbevolen.

Concrete adviezen

- Stel je dagelijkse voedingsschema voor als een symfonie die je schildklier harmoniseert.
- Creëer een 'schildkliermenu' met voedingsmiddelen die rijk zijn aan selenium, zink en tyrosine, zoals paranoten, pompoenpitten en vis.
- Varieer je eiwitbronnen en integreer regelmatig peulvruchten, linzen en quinoa in je dieet om de aminozuurvoorziening voor de productie van schildklierhormonen te optimaliseren.
- Experimenteer met algenrecepten om je jodiumvoorziening op natuurlijke wijze te ondersteunen, maar let bij een hyperthyreoïdie op de hoeveelheid jodium.
- Drink brandneteIthee om de ontgifting te bevorderen en de uitscheiding van stofwisselingsproducten te ondersteunen die de schildklier kunnen belasten.
- Ontwikkel je persoonlijke 'schildklier-smoothie'-recept met ingrediënten zoals spinazie, bessen en kokosolie om je voedingsinname te optimaliseren.
- Verfijn je gerechten met specerijen zoals koriander en kardemom, die traditioneel worden gebruikt ter ondersteuning van de schildklierfunctie.
- Richt je op voedingsmiddelen met een lage glycemische index om bloedsuikerschommelingen te vermijden die de schildklier kunnen beïnvloeden.
- Neem regelmatig eetpauzes en vermijd constant snacken om je schildklier herstelperiodes te gunnen.
- Geniet van je maaltijden in rust en met aandacht om de spijsvertering en opname van voedingsstoffen te verbeteren.
- Deel je ervaringen met andere betrokkenen over voedingsconcepten bij hyperthyreoïdie en laat je inspireren door hun ervaringen.

3. 3 Natuurgeneeskundige benaderingen

Natuurlijke geneeskundige benaderingen bieden bij hypothyreoïdie diverse mogelijkheden om de conventionele therapie aan te vullen en symptomen zoals vermoeidheid te verlichten. Geneeskrachtige planten, ontgiftingsmethoden en regulatietherapieën zijn gericht op het op natuurlijke wijze ondersteunen van de schildklierfunctie en het herstellen van de hormonale balans. De effectiviteit van deze methoden wordt controversieel besproken en vereist verder onderzoek. Ontdek hieronder het potentieel en de grenzen van natuurlijke geneeskundige procedures en hoe ze u kunnen helpen uw schildkliergezondheid te verbeteren.

Natuurlijke geneeskundige benaderingen kunnen de reguliere geneeskunde zinvol aanvullen bij schildklierproblemen, maar vervangen deze niet. Een uitgebreide medische evaluatie en individuele behandelplanning zijn essentieel.

Toepassing van geneeskrachtige planten

Geneeskrachtige planten kunnen ondersteunend werken bij een schildklieronderfunctie door symptomen zoals vermoeidheid te verlichten [s62]. Studies tonen aan dat de toepassing van bepaalde geneeskrachtige planten de productie van schildklierhormonen kan moduleren en zo symptomen van de hypothyreose kan verlichten [s63]. De combinatie van verschillende medische benaderingen, inclusief moderne geneeskunde, is een zinvolle strategie voor diagnose en behandeling [s64]. Geneeskrachtige planten kunnen de effectiviteit van traditionele therapieën aanvullen en bieden een optie voor patiënten die onvoldoende reageren op conventionele behandelingen [s65]. Een meta-analyse bevestigde dat plantaardige middelen de resultaten van schildklierfunctieonderzoek verbeterden en de hormoonwaarden positief beïnvloedden [s64]. Er werden sterke, gematigde en milde effecten op de respectieve hormoonwaarden waargenomen [s64]. Drie van de onderzochte studies concentreerden zich specifiek op de eigenschappen van bepaalde geneeskrachtige planten [s64]. Plantaardige geneesmiddelen kunnen de hormoonspiegels significant veranderen door bepaalde hormonen te verhogen en andere te verlagen [s65]. De positieve werking van een veelgebruikte plant wordt toegeschreven aan zijn antioxidatieve eigenschappen [s65]. Koreaanse geneeskunde, die kruidengeneeskunde en acupunctuur combineert en zich richt op het patroon 'Yin-tekort en Yang-overactiviteit', zou een alternatief voor de conventionele behandeling kunnen zijn [s63]. Het is echter belangrijk op te merken dat sommige geneeskrachtige planten de omzetting van T4 naar T3 kunnen remmen en zo de werking van schildklierhormonen kunnen verzwakken [s66]. De kwaliteit van de studies over de effectiviteit van geneeskrachtige planten is vaak laag, waardoor verder onderzoek noodzakelijk is om de veiligheid en effectiviteit te bevestigen [s66]. De combinatie van geneeskrachtige planten met andere behandelingsmethoden kan het terugvalpercentage verlagen en bijwerkingen verminderen [s66]. Fytochemicaliën, zoals curcumine en flavonoïden, vertonen veelbelovende eigenschappen in de preventie en behandeling van schildklierkankers door de celgroei te remmen en de celdood te bevorderen [s67]. Een uitgebreide beoordeling van de schildklierfunctie door een arts is essentieel voordat geneeskrachtige planten worden toegepast. De dosering en toepassing moeten individueel worden afgestemd en met een ervaren therapeut worden besproken.

Goed om te weten

Flavonoïden

Een groep fytochemicaliën die in veel planten voorkomen en antioxidatieve, ontstekingsremmende en kankervertragende eigenschappen kunnen hebben.

Fytochemicaliën

Biologisch actieve plantaardige stoffen die in fruit, groenten, kruiden en specerijen voorkomen en verschillende gezondheidsvoordelen kunnen hebben, waaronder antioxidatieve en ontstekingsremmende effecten.

Koreaanse geneeskunde

Een traditioneel geneeskundesysteem dat kruidengeneeskunde, acupunctuur en andere therapieën combineert om de balans in het lichaam te herstellen.

Yin-tekort en Yang-overactiviteit

Een concept uit de traditionele Chinese en Koreaanse geneeskunde dat een onbalans van de twee tegengestelde krachten Yin (koelend, kalmerend) en Yang (verwarmend, activerend) beschrijft. Bij schildklieronderfunctie wordt vaak een Yin-tekort en Yang-overactiviteit aangenomen.

Ontgiftingsprocedures

Ontgiftingsprocedures zijn gericht op het bevrijden van het lichaam van vermeende stofwisselingsafvalstoffen en toxines die mogelijk verband houden met een hypothyreoïdie. Terwijl sommige aanhangers van deze procedures de positieve effecten op de schildklierfunctie benadrukken, zijn er vanuit wetenschappelijk oogpunt geen voldoende bewijzen voor hun effectiviteit bij hypothyreoïdie. Desondanks genieten ontgiftingsprocedures in de natuurgeneeskunde een zekere populariteit en worden ze vaak als aanvullende maatregel ingezet. Tot de gangbare methoden behoren onder andere Darmreiniging, Nierenausleitende Thee en de toepassing van Chelatvormers. De theorie achter deze procedures stelt dat schadelijke stoffen de schildklierfunctie kunnen beïnvloeden en hun verwijdering daarom de schildklier ontlast en de functie verbetert. Een darmreiniging zou bijvoorbeeld de darmflora optimaliseren en daardoor de opname van voedingsstoffen verbeteren die belangrijk zijn voor de schildklierfunctie, zoals zink, selenium, magnesium en Ijzer. Zo ondersteunt magnesium de jodiumopname en de mitochondriale functie, beide belangrijke processen voor de productie van schildklierhormonen. Een ijzertekort kan daarentegen de activiteit van het schildklierperoxidase-enzym beïnvloeden, dat essentieel is voor de productie van schildklierhormonen. Het is echter belangrijk te benadrukken dat deze voedingsstoffen ook via een uitgebalanceerd dieet kunnen worden opgenomen en dat gerichte suppletie alleen na overleg met een arts of therapeut moet plaatsvinden. Critici van ontgiftingsprocedures wijzen erop dat het lichaam over eigen efficiënte ontgiftingsmechanismen beschikt, zoals de lever en nieren, en dat kunstmatige ontgiftingsmethoden deze natuurlijke processen kunnen verstoren. Bovendien bestaat er bij onjuist gebruik het risico op bijwerkingen, zoals mineralentekorten of darmproblemen. Voordat men voor een ontgiftingsprocedure kiest, moet men zich daarom grondig informeren over de mogelijke risico's en bijwerkingen en de geschiktheid van de maatregel met een arts bespreken. Een uitsluitend gebruik van ontgiftingsprocedures voor de behandeling van hypothyreoïdie wordt niet aanbevolen en vervangt niet de noodzakelijke medische therapie.

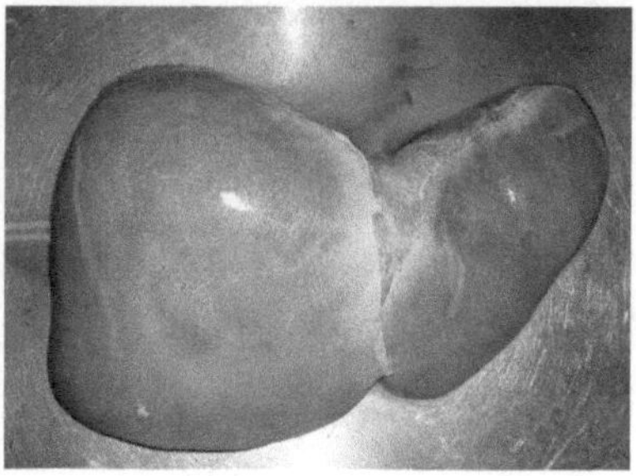

Lever [i41]

Verdeling van Natuurgeneeskundige Detoxificatiemethoden voor Hypothyreoïdie

Voorkeursmethoden voor natuurgeneeskundige detoxificatie.

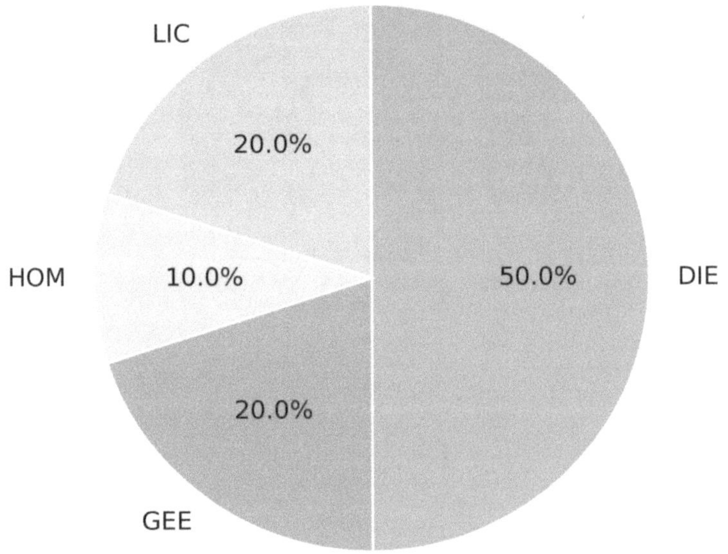

DIE: Dieetveranderingen

GEE: Geest-Lichaam Oefeningen (Yoga, Meditatie)

HOM: Homeopathie

LIC: Kruidenremedies

Deze grafiek benadrukt de variërende populariteit van verschillende natuurgeneeskundige detoxificatiemethoden voor hypothyreoïdie. Veranderingen in het dieet zijn de meest gebruikte methode, wat het belang van voeding in natuurgeneeskundige behandelingen benadrukt. Hoewel kruidenremedies en homeopathie ook worden gebruikt, vertegenwoordigen ze kleinere delen, wat aangeeft dat ze mogelijk als aanvullende behandelingen of voor specifieke patiëntenbehoeften worden gebruikt. Lichaam-geest oefeningen, hoewel minder gebruikelijk dan veranderingen in het dieet, nemen nog steeds een belangrijke plaats in, wat de holistische aard van natuurgeneeskundige zorg laat zien.

Regulatietherapie

Regulatietherapie beschouwt het lichaam als een complex systeem en is gericht op het ondersteunen van de zelfregulatiemechanismen, in plaats van het behandelen van afzonderlijke symptomen [s68]. Bij hypothyreoïdie ligt de focus op het herstellen van de natuurlijke balans in het hormoon- en stofwisselingssysteem. Voeding en levensstijl spelen hierbij een centrale rol [s68]. Een voedingsverandering die rijk is aan schildklier-vriendelijke voedingsstoffen kan de hormoonproductie positief beïnvloeden. Onder andere kan een voldoende inname van vitamines en mineralen die betrokken zijn bij de productie van schildklierhormonen – zoals selenium of zink – een ondersteunend effect hebben. Een gerichte aanvulling van deze micronutriënten kan, na overleg met een arts of therapeut, overwogen worden [s68]. Ook de invloed van het lichtregime op de schildklierfunctie wordt in de regulatietherapie in overweging genomen [s68]. Regelmatige buitenactiviteiten en een voldoende inname van vitamine D kunnen de auto-immuunreactie, die bij sommige schildklieraandoeningen een rol speelt, moduleren. De regulatietherapie integreert vaak verschillende natuurgeneeskundige benaderingen, zoals fytotherapie of acupunctuur [s69]. De combinatie van verschillende therapievormen kan synergistische effecten opleveren en de zelfhelende krachten van het lichaam activeren [s69]. De exacte samenstelling van deze combinatietherapieën en hun werkmechanismen zijn echter nog onderwerp van verder onderzoek [s69]. Daarom is het essentieel om de toepassing van regulatietherapieën met een ervaren therapeut te bespreken en de behandeling individueel af te stemmen op de behoeften van de patiënt.

Goed om te weten

Synergistische Effecten

Synergistische effecten ontstaan wanneer de combinatie van verschillende therapieën een sterkere werking heeft dan de som van de individuele effecten. In de regulatietherapie worden vaak meerdere benaderingen gecombineerd om de zelfhelende krachten te maximaliseren.

Zelfregulatiemechanismen

De zelfregulatiemechanismen van het lichaam zijn processen die dienen om een interne balans (homeostase) te handhaven. Bij hypothyreoïdie kunnen deze mechanismen verstoord zijn en de regulatietherapie is gericht op het herstellen van deze balans.

Hypothetische vooruitgang schildklierregulatie

Gesimuleerde TSH-niveaus tijdens natuurgeneeskundige behandeling voor hypothyreoïdie.

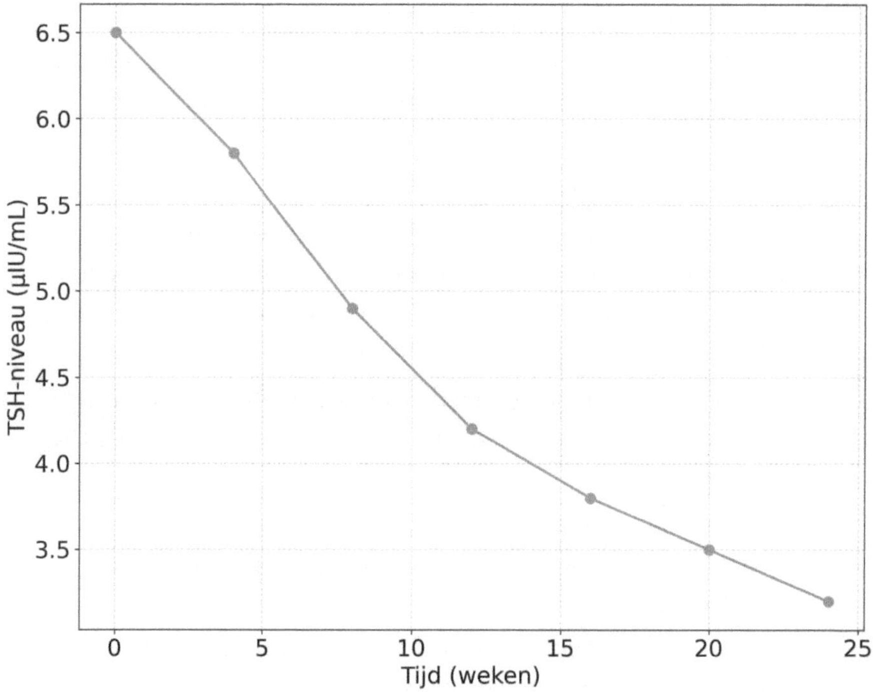

Deze grafiek illustreert een mogelijke positieve reactie op natuurgeneeskundige behandeling voor hypothyreoïdie. Aanvankelijk zijn de TSH-niveaus verhoogd, wat wijst op een te traag werkende schildklier. Na verloop van tijd dalen de TSH-niveaus, wat suggereert dat de schildklierfunctie verbetert en dat er een beweging is naar een gezonde hormonale balans. Consistente monitoring is essentieel om de effectiviteit van de therapie op lange termijn te beoordelen.

Concrete adviezen

- Raak zachtjes met de vingertoppen uw hals aan en visualiseer hoe de aanraking uw schildklier harmoniseert.
- Creëer een theemelange van citroenmelisse, citroenverbena en passiebloem om uw zenuwen te kalmeren en de schildklierfunctie indirect te ondersteunen.
- Leg dagelijks 10 minuten een verkoelend linnen doek om uw hals om de overactieve schildklier te kalmeren.
- Adem diep in en stel je voor hoe met elke ademhaling verkoelende energie in uw schildklier stroomt en deze zachtjes reguleert.
- Zoek een ervaren therapeut voor Traditionele Europese Natuurgeneeskunde (TEN) en laat u adviseren over individuele natuurgeneeskundige benaderingen bij hyperthyreoïdie.
- Informeer naar de Bachbloesem "Vervain" en kijk of deze u kan helpen bij uw mogelijk aanwezige innerlijke onrust en drang naar perfectie.
- Breng tijd door in de natuur en concentreer u op het rustgevende groen van de bomen, wat een balancerend effect op de schildklier kan hebben.
- Luister naar ontspannende muziek met natuurgeluiden om uw zenuwstelsel te kalmeren en de schildklierfunctie indirect te harmoniseren.
- Drink 's ochtends lauw water met een scheutje citroensap om uw stofwisseling te stimuleren en de ontgiftingsfunctie van de lever te ondersteunen.
- Visualiseer uw schildklier als een bloem die langzaam sluit en tot rust komt.

Terugblik - 3. Schildklier Overfunctie (hyperthyreoïdie)

Een hyperthyreoïdie, medisch bekend als thyreotoxicose, kan uw lichaam uit balans brengen en zich op verschillende manieren manifesteren. Naast de klassieke symptomen zoals hartkloppingen, gewichtsverlies, nervositeit en hittegevoeligheid kunnen ook onspecifieke klachten zoals slaapproblemen, concentratieproblemen of spijsverteringsstoornissen optreden. De uitdaging ligt erin deze signalen van uw lichaam serieus te nemen en een holistische benadering van de behandeling te kiezen die rekening houdt met uw individuele behoeften. De conventionele geneeskunde biedt effectieve therapieën, maar aanvullend kunt u zelf actief bijdragen aan uw welzijn.

Een eerste stap naar verbetering van uw toestand bij hyperthyreoïdie is het bewust vormgeven van uw voeding. Zorg voor een adequate inname van belangrijke voedingsstoffen, met name die welke betrokken zijn bij de productie van schildklierhormonen. Dit omvat bijvoorbeeld selenium, zink en ijzer. Integreer voedingsmiddelen zoals paranoten, volle granen en peulvruchten in uw dieet. Tegelijkertijd dient u voedingsmiddelen die de schildklier extra kunnen stimuleren, zoals cafeïnehoudende dranken of sterk jodiumhoudende voedingsmiddelen, te verminderen. Bespreek uw voedingsverandering idealiter met een diëtist of een arts die gespecialiseerd is in schildklieraandoeningen, om uw individuele situatie optimaal in overweging te nemen.

Naast voeding speelt ook uw levensstijl een belangrijke rol. Stress kan de hyperthyreoïdie verergeren. Daarom is het belangrijk om strategieën voor stressmanagement te ontwikkelen en in uw dagelijks leven te integreren. Ontspanningstechnieken zoals yoga, meditatie of autogene training kunnen u helpen innerlijke rust te vinden en uw zenuwstelsel te kalmeren. Regelmatige lichaamsbeweging in de frisse lucht, aangepast aan uw fysieke conditie, kan ook stress verminderen en uw welzijn verbeteren. Zorg voor voldoende rustperiodes en vermijd overbelasting. Een evenwichtige afwisseling van activiteit en herstel is cruciaal voor uw hormonale balans.

De confrontatie met uw hyperthyreoïdie kan een uitdaging zijn, maar biedt ook de kans om uw levensstijl positief te veranderen en uw gezondheid zelf in handen te nemen. Luister naar de signalen van uw lichaam, zoek de dialoog met uw behandelende artsen en schroom niet om aanvullende therapieën te overwegen. Met geduld, aandacht en de juiste ondersteuning kunt u uw hyperthyreoïdie onder controle krijgen en uw levenskwaliteit duurzaam verbeteren. Investeer in uw gezondheid – het loont!

4. Hashimoto-thyreoïditis

Waarom voelen veel mensen met Hashimoto-thyreoiditis zich ondanks medicatie nog steeds uitgeput en lusteloos? De auto-immuunziekte van de schildklier stelt zowel patiënten als artsen voor bijzondere uitdagingen, aangezien klassieke behandelingsmethoden vaak niet voldoende zijn. Naast de reguliere medische therapie bestaan er talrijke natuurlijke manieren om het immuunsysteem te reguleren en de schildklierfunctie te ondersteunen. De combinatie van verschillende behandelingsstrategieën opent nieuwe perspectieven voor een actief genezingsproces. In dit hoofdstuk ontdekt u hoe u uw zelfhelende krachten gericht kunt activeren en de ziekteprogressie positief kunt beïnvloeden.

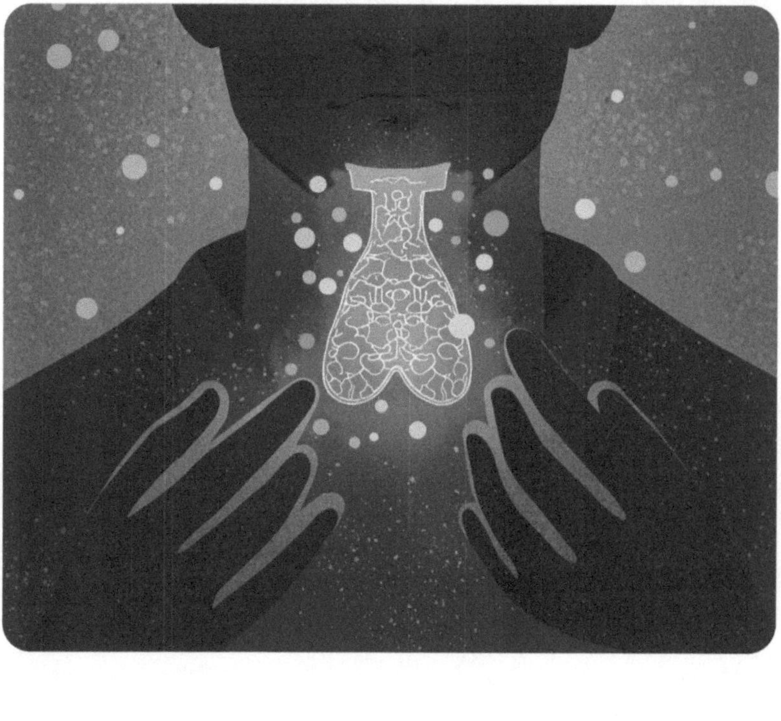

4. 1 Auto-immuunprocessen

Bij Hashimoto-thyreoiditis valt het immuunsysteem de schildklier aan, wat leidt tot chronische ontsteking en weefselschade. Deze auto-immuunreactie wordt beïnvloed door verschillende factoren, waaronder genetische aanleg, omgevingsfactoren en levensstijl. De gevolgen variëren van een aanvankelijke overfunctie tot manifeste onderfunctie met diverse symptomen. De foutieve regulatie van het immuunsysteem bij Hashimoto toont zich in de vorming van auto-antilichamen en de infiltratie van lymfocyten in het schildklierweefsel. Deze processen kunnen leiden tot systemische effecten en het risico op andere aandoeningen verhogen. Het begrijpen van deze complexe processen is cruciaal voor een holistische benadering van de behandeling. Ontdek in dit hoofdstuk hoe auto-immuunprocessen bij Hashimoto-thyreoiditis ontstaan en welke rol ze spelen in het ziekteverloop.

Hashimoto-thyreoiditis is een complexe auto-immuunziekte waarbij genetische aanleg, omgevingsfactoren en levensstijl samenkomen en via ontstekingsmechanismen leiden tot de vernietiging van het schildklierweefsel.

Ontstekingsmechanismen

Ontstekingsmechanismen zijn de kern van auto-immuun schildklieraandoeningen. Bij de hashimotothyreoiditis, de meest voorkomende vorm van hypothyreoïdie met een auto-immuun oorzaak, valt het immuunsysteem ten onrechte de schildklier aan [s70]. Dit leidt tot een chronische ontsteking en uiteindelijk tot de vernietiging van het schildklierweefsel. Deze disfunctie van het immuunsysteem is gebaseerd op een complex samenspel van verschillende factoren. Genetische aanleg, omgevingsfactoren en levensstijl beïnvloeden de immunologische dysfunctie en dragen bij aan de vernietiging van de schildklier [s71]. Zo kunnen bepaalde voedingsmiddelen die ontstekingsbevorderende stoffen bevatten, de darmgezondheid negatief beïnvloeden en via een verhoogde darmpermeabiliteit (ook bekend als "Leaky Gut") de ontwikkeling van auto-immuunreacties bevorderen [s71]. De ontsteking die in de darm ontstaat, kan zich uitbreiden naar de schildklier en de aandoening verergeren. Daarnaast kunnen milieutoxines, zoals cyanotoxines, de schildklierfunctie direct beïnvloeden [s71]. De auto-immuunreactie bij Hashimoto omvat de infiltratie van lymfocyten, een soort witte bloedcellen, in het schildklierweefsel [s70]. Deze lymfocyten produceren auto-antilichamen die zich richten tegen lichaamseigen schildklierstructuren [s72] [s73]. De antilichamen binden aan schildkliercellen en veroorzaken ontstekingsreacties die uiteindelijk leiden tot de vernietiging van de cellen [s72]. Vooral vaak zijn er antilichamen tegen thyroidperoxidase (anti-TPO), een enzym dat betrokken is bij de productie van schildklierhormonen [s73]. De centrale tolerantie, een belangrijk mechanisme van het immuunsysteem dat normaal gesproken voorkomt dat het immuunsysteem lichaamseigen cellen aanvalt, is verstoord bij auto-immuunziekten [s74]. In de thymus, een orgaan van het immuunsysteem, ondergaan lymfatische voorlopercellen normaal gesproken een selectie waarbij zelfreactieve cellen worden geëlimineerd [s74]. Bij Hashimoto is dit proces verstoord, wat leidt tot de ontwikkeling van autoreactieve T-cellen die de schildklier aanvallen [s74]. Pro-inflammatoire cytokines, boodschappers van het immuunsysteem, zoals interleukine-6 (IL-6) en tumor necrosefactor-alpha (TNF-α), spelen een belangrijke rol bij de ontstekingsreactie en dragen bij aan weefselschade [s70]. De chronische ontsteking kan verder gaan dan de schildklier en leiden tot systemische effecten, zoals een verhoogd risico op hart- en vaatziekten en cognitieve beperkingen [s70]. Ook een vitamine D-tekort wordt in verband gebracht met een verhoogde prevalentie van schildklierauto-immuniteit, aangezien vitamine D de immuunrespons moduleert en de ontsteking kan verminderen [s75]. Een suppletie met vitamine D zou daarom de antilichaamtiters tegen schildklierantigenen kunnen verlagen en de ontsteking kunnen verlichten [s75].

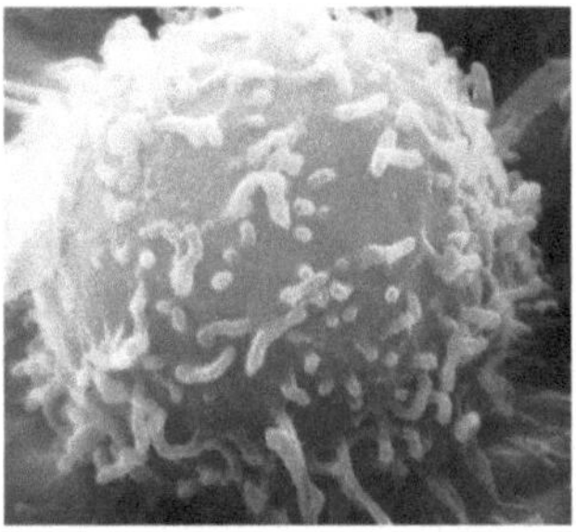

Lymfocyt [i42]

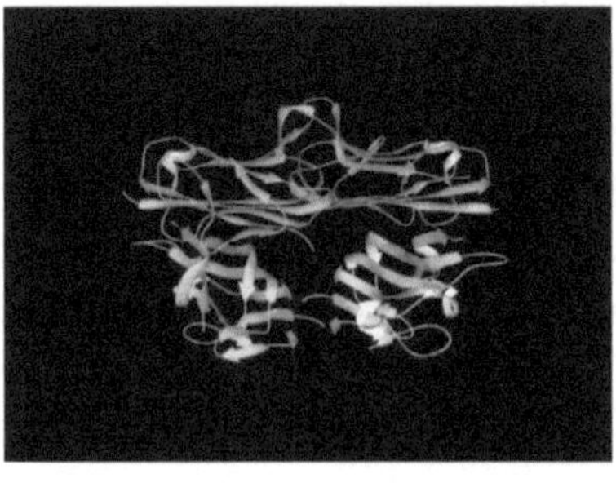

Tumornecrosefactor-alfa (TNF-α) [i43]

Goed om te weten

Auto-antilichamen

Door het immuunsysteem geproduceerde antilichamen die zich richten tegen lichaamseigen weefsels of organen, in plaats van tegen vreemde stoffen zoals bacteriën of virussen.

Leaky Gut

Een toestand waarbij de darmwand doorlaatbaarder wordt en ongewenste stoffen zoals bacteriën, toxines en voedselcomponenten in de bloedbaan kunnen komen. Dit kan ontstekingen en auto-immuunreacties bevorderen.

Lymfocyten

Een soort witte bloedcellen die een belangrijke rol spelen in het immuunsysteem. Ze herkennen en bestrijden ziekteverwekkers en andere schadelijke stoffen.

Thyroidperoxidase (TPO)

Een enzym in de schildklier dat betrokken is bij de vorming van schildklierhormonen. Antilichamen tegen TPO (anti-TPO) zijn een veelvoorkomende marker voor Hashimoto-thyreoïditis.

Tumor necrosefactor-alpha (TNF-α)

Een cytokine dat betrokken is bij ontstekingsreacties en de regulatie van celgroei. TNF-α speelt een rol bij de ontwikkeling van auto-immuunziekten.

Hypothetische progressie van ontstekingsmarkers

Illustratief verloop van ontstekingsmarkers tijdens behandeling van auto-immuun thyreoïditis.

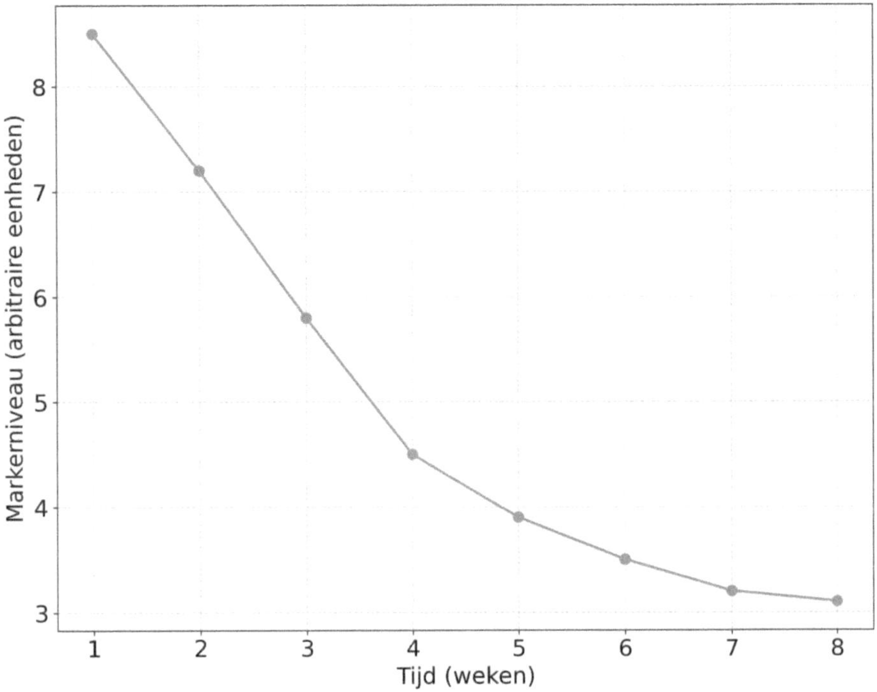

Deze grafiek toont een hypothetische vermindering van ontstekingsmarkers na een behandelinterventie. Aanvankelijk verhoogde markers dalen geleidelijk, wat suggereert dat er een positieve reactie op de therapie is. Het plateau-effect tegen het einde zou kunnen duiden op het bereiken van de maximale effectiviteit van de behandeling of een noodzaak voor aangepaste therapie.

Verloopvormen

Hashimotothyreoiditis verloopt niet altijd uniform, maar vertoont verschillende uitingen. De klinische presentatie varieert van een aanvankelijke overfunctie (Hashitoxikose) tot een normale schildklierfunctie (Euthyreoïdie) en uiteindelijk tot een onderfunctie (Hypothyreoïdie) [s76]. Deze verschillende fasen weerspiegelen het voortschrijdende vernietigingsproces van het schildklierweefsel. In het begin van de ziekte kan het door de schade aan de schildkliercellen leiden tot een tijdelijke afgifte van grote hoeveelheden schildklierhormonen, wat resulteert in een Hashitoxikose [s76]. In deze fase kunnen symptomen van een schildklieroverfunctie optreden, hoewel uiteindelijk een onderfunctie dreigt. In de verdere loop kan de schildklierfunctie normaliseren (Euthyreoïdie). Hierbij zijn de schildklierwaarden normaal, maar zijn TPO-antilichamen aantoonbaar en/of vertoont de schildklier typische veranderingen bij echografie [s76]. Deze fase kan worden geïnterpreteerd als een voorfase naar manifeste hypothyreoïdie. Uiteindelijk leidt het gevorderde stadium tot hypothyreoïdie met de typische symptomen. De diagnose kan echter moeilijk zijn, aangezien de vernietiging van de schildkliercellen en daarmee de hormoonafgifte fasen kan doorlopen. Zo kunnen in het begin van de ziekte, ondanks een voortschrijdende auto-immuunreactie, normale schildklierwaarden of zelfs tekenen van een overfunctie aanwezig zijn [s77]. Een duidelijke bevestiging van Hashimoto wordt verkregen door de combinatie van schildklierwaarden (TSH, fT4), de detectie van TPO-antilichamen en echografie. Een subklinische_hypothyreose, gedefinieerd door verhoogde TSH-waarden bij nog normale fT4-waarden, vormt een bijzondere verloopvorm. Hier is de noodzaak van behandeling omstreden en afhankelijk van de TSH-waarde [s76]. Een verhoogde TSH-waarde boven 4 mU/l moet, ook bij klachtenvrije patiënten, door een specialist worden onderzocht en indien nodig behandeld worden.

Verloop van auto-immuunziekten van de schildklier

Verdeling van veelvoorkomende progressiepatronen van auto-immuunziekten van de schildklier.

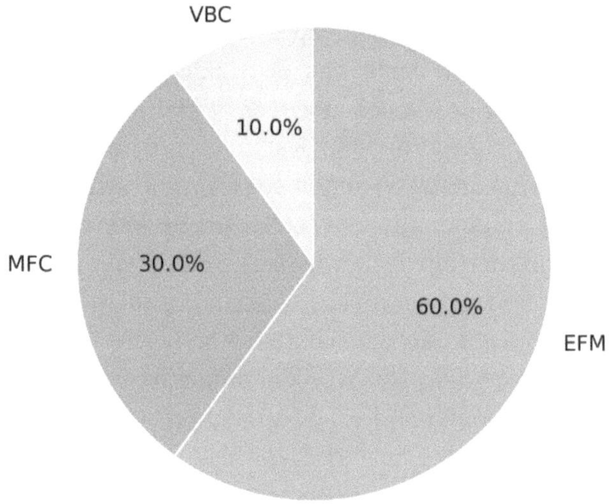

- EFM: Eénfasisch verloop (enkele episode)
- MFC: Monofasisch verloop (continue achteruitgang)
- VBC: Variabel beloop (periodes van remissie en terugval)

De meeste patiënten ervaren een variabel beloop (VBC) gekenmerkt door periodes van remissie en terugval. Hoewel een kleiner percentage een gestaag progressief verloop (SPC) ervaart, is het belangrijk op te merken dat zelfs een klein segment dat een éénfasisch verloop (EFM) ervaart de variabiliteit in ziekteprogressie en de noodzaak van geïndividualiseerde behandelingsbenaderingen benadrukt. Inzicht in deze verschillende progressiepatronen kan behandelingsstrategieën informeren en de resultaten voor patiënten verbeteren.

Complicaties

Een hypothyreoïdie, vaak het gevolg van auto-immuunprocessen, kan verschillende vervolgziekten met zich meebrengen. Zo hebben getroffen personen een verhoogd risico op andere auto-immuunziekten, een fenomeen dat bekend staat als polyauto-immuniteit [s78]. Dit betekent dat naast de hashimotothyreoiditis andere aandoeningen zoals coeliakie, pernicieuze anemie of bepaalde leverziekten kunnen optreden [s79]. De schildklier beïnvloedt talrijke stofwisselingsprocessen, daarom kan een disfunctie verstrekkende gevolgen hebben. De prevalentie van schildklierfunctiestoornissen is bij mensen met diabetes mellitus type 1 en 2 hoger dan het bevolkingsgemiddelde [s80]. Een hyperthyreoïdie kan bestaande diabetesziekten verergeren, terwijl een hypothyreoïdie de insulinebehoefte kan verlagen en de insulinegevoeligheid kan verhogen, wat op zijn beurt kan leiden tot hypoglykemie [s80]. Daarom is zorgvuldige monitoring en aanpassing van de diabetesbehandeling bij gelijktijdige schildklieraandoeningen essentieel. Een voorbeeld hiervan is de regelmatige controle van de bloedsuikerspiegel en indien nodig de aanpassing van de insulinedosering na normalisatie van de schildklierfunctie. Ook de

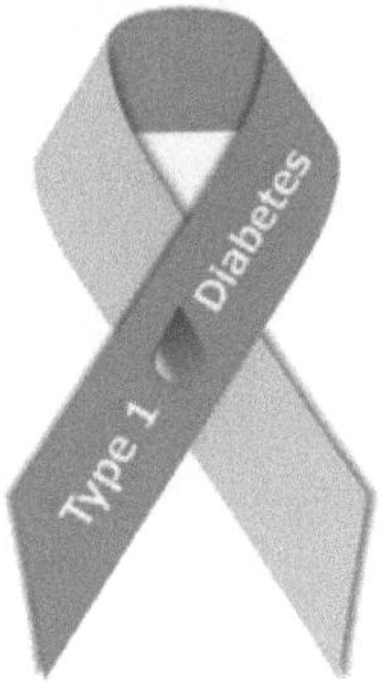

Diabetes mellitus type 1 [i44]

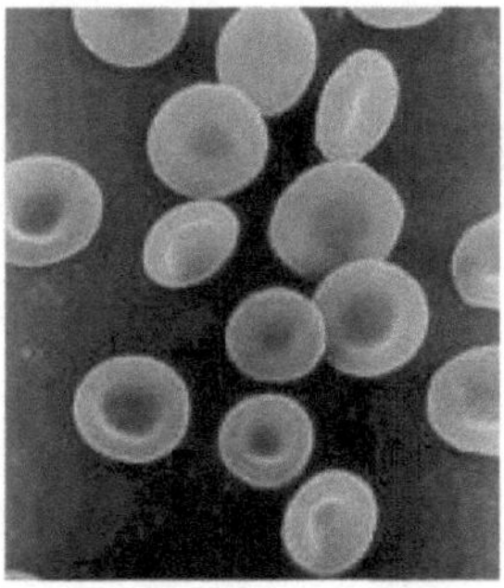

Pernicieuze anemie [i45]

ontwikkeling van schildklierkanker wordt in verband gebracht met auto-immuunprocessen, waarbij de rol van schildklierauto-antilichamen in dit proces nog niet volledig is opgehelderd [s81]. Onderzoek naar de complexe interacties tussen hypothyreoïdie en andere aandoeningen is nog steeds onderwerp van intensieve wetenschappelijke studies.

Goed om te weten

Polyauto-immuniteit

Het gelijktijdig optreden van meerdere auto-immuunziekten bij één persoon. Bij een hypothyreoïdie als gevolg van Hashimoto-thyreoïditis neemt het risico op andere auto-immuunziekten zoals reumatoïde artritis of lupus toe.

Schildklierauto-antilichamen

Antilichamen die door het immuunsysteem tegen eigen schildklierweefsel worden aangemaakt. Ze spelen een belangrijke rol bij de ontwikkeling en het verloop van auto-immuunziekten van de schildklier, zoals Hashimoto-thyreoïditis. De aanwezigheid van schildklierauto-antilichamen kan wijzen op een verhoogd risico op schildklieraandoeningen.

Complicaties van auto-immuun schildklierziekte

Ernst en frequentie van complicaties gerelateerd aan auto-immuun schildklierziekten.

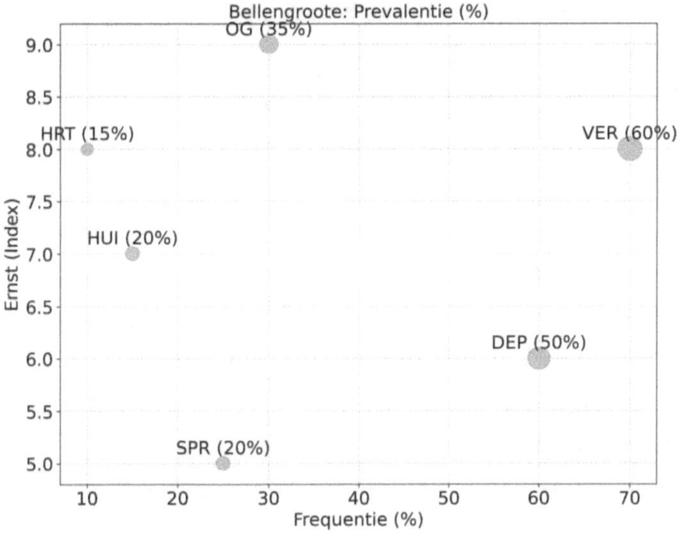

Blasengröße: Prevalentie (%)

DEP: Depressie

HUI: Huidproblemen

SPR: Spijsverteringsproblemen

HRT: Hartproblemen

OG: Oogziekte van Graves

VER: Vermoeidheid

Deze grafiek visualiseert de relatie tussen de frequentie en ernst van verschillende complicaties die gepaard gaan met auto-immuun schildklierziekten. Grotere bellen duiden op een hogere frequentie van voorkomen. Een hogere verticale positie vertegenwoordigt een grotere ernst. 'OG' (Oogziekte van Graves) komt bijvoorbeeld vaak voor en kan behoorlijk ernstig zijn, terwijl 'HRT' (hartproblemen) minder vaak voorkomt, maar toch een hoge ernst heeft. 'DEP' (depressie) en 'VER' (vermoeidheid) komen vaak voor, maar zijn over het algemeen minder ernstig in vergelijking met andere complicaties.

Concrete adviezen

- Vergeet niet dagelijks de zelfhelende krachten van uw lichaam en vertrouw op het vermogen van uw schildklier om zich te regenereren.
- Ontwikkel een gevoel van dankbaarheid voor uw schildklier en alle functies die zij voor uw lichaam vervult.
- Richt uw focus op positieve gedachten en affirmaties die uw schildklier versterken en de auto-immuunprocessen kalmeren.
- Stel u voor hoe uw immuunsysteem harmonieus samenwerkt met uw schildklier en deze beschermt in plaats van aan te vallen.
- Visualiseer hoe de ontsteking in uw schildklier afneemt en gezond weefsel aangroeit.
- Adem diep in uw buik en stel u voor hoe met elke ademhaling helende energie in uw schildklier stroomt.
- Richt uw aandacht bewust op uw halsgebied en zend positieve energie en warmte naar uw schildklier.
- Mediteer regelmatig om uw innerlijke rust te vinden en de auto-immuunprocessen te harmoniseren.
- Beoefen yoga of tai chi om uw lichaamsbewustzijn te verbeteren en de energiestromen in uw lichaam te harmoniseren.
- Breng tijd door in de natuur en laat de helende kracht van de natuur op uw schildklier inwerken.
- Zoek een creatieve activiteit die u vreugde brengt en u helpt stress te verminderen en uw schildklier te ondersteunen.
- Onderhoud positieve sociale contacten en deel uw ervaringen met andere betrokkenen over auto-immuunprocessen.

4. 2 Therapiestrategieën

Bij Hashimoto-thyreoiditis vormt de keuze van de juiste behandelingsstrategie een bijzondere uitdaging. De standaardbehandeling met levothyroxine werkt niet bij alle patiënten optimaal en ook voeding en het immuunsysteem spelen een belangrijke rol. Een succesvolle behandeling vereist daarom een individuele aanpak die verschillende factoren in overweging neemt. Dit hoofdstuk belicht de verschillende behandelingsstrategieën en biedt u een leidraad voor uw persoonlijke behandeling.

Een succesvolle therapie van Hashimoto en hypothyreoïdie vereist een geïndividualiseerde aanpak die zowel de medicamenteuze behandeling als de voeding en bij auto-immuunziekten de immunomodulatie in overweging neemt.

Medicinale behandeling

De medicinale behandeling van hypothyreoïdie richt zich op het compenseren van het hormontekort door de toediening van synthetisch schildklierhormoon. Levothyroxine (LT4) is het standaardmedicijn en wordt door de meeste patiënten goed verdragen [s82]. De initiële dosering is afhankelijk van factoren zoals de nog aanwezige schildklierfunctie, het lichaamsgewicht en de beoogde TSH-waarde [s83]. Net als bij het instellen van een medicijn tegen hoge bloeddruk, moet ook de levothyroxinedosering individueel worden aangepast en na ongeveer zes weken op basis van de TSH-waarde worden gecontroleerd [s83]. De inname dient 's ochtends op een nuchtere maag te gebeuren om de optimale opname van het medicijn te waarborgen [s83]. Verschillende factoren, waaronder zwangerschap, gewichtsschommelingen, leeftijd, andere medicijnen of bepaalde aandoeningen, kunnen de benodigde dosis beïnvloeden en vereisen mogelijk een aanpassing [s83]. Een nauwlettende medische begeleiding is daarom essentieel om zowel onder- als overdoseringen te voorkomen en de therapie optimaal af te stemmen op de individuele behoeften [s83]. Hoewel LT4 de standaardtherapie is, reageert 10–20% van de patiënten er niet volledig op [s82]. Voor deze patiënten kan een combinatietherapie van LT4 en Liothyronine (LT3) een optie zijn [s82]. De overstap gebeurt door een vermindering van de LT4-dosering en de gelijktijdige introductie van LT3, waarbij een bepaalde verhouding tussen de twee hormonen wordt nagestreefd [s82]. Hoewel studies aantonen dat de combinatietherapie over het algemeen niet effectiever is dan de LT4-monotherapie, geven veel patiënten de voorkeur aan de combinatie [s82]. Onderzoek richt zich ook op de ontwikkeling van langzaam vrijkomende LT3-preparaten om de schommelingen in hormoonspiegels te minimaliseren, evenals op nieuwe benaderingen voor het gericht herstellen van de hormoonwerking in bepaalde weefsels [s82].

Goed om te weten

Combinatietherapie

De gelijktijdige toepassing van Levothyroxine (LT4) en Liothyronine (LT3) bij hypothyreoïdie. Deze therapievorm kan worden overwogen voor patiënten die niet optimaal reageren op alleen Levothyroxine.

Effectiviteit van schildkliermedicatie en natuurlijke benaderingen

Vergelijking van behandelingseffectiviteit

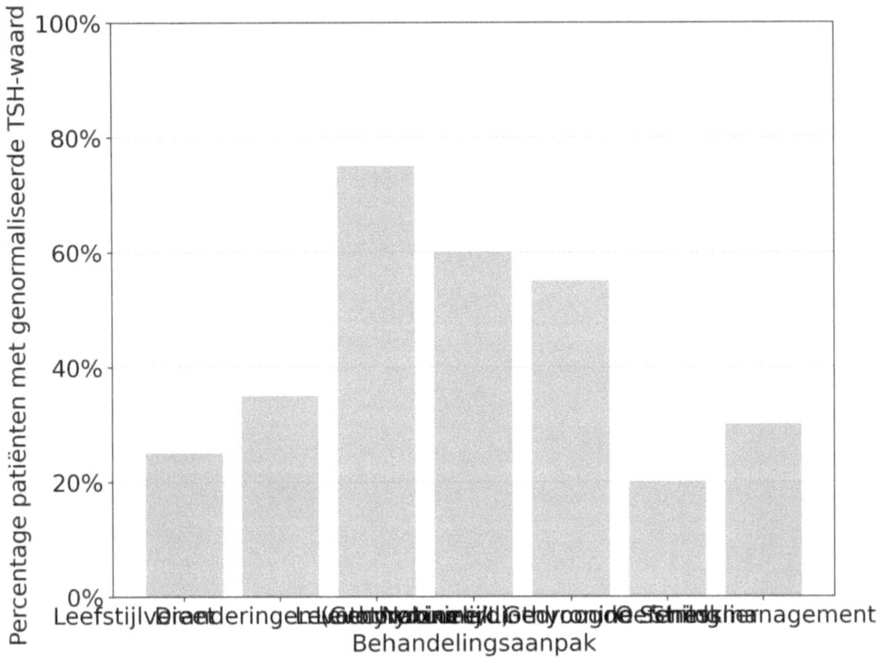

Dieet: Dieetveranderingen
LEV: Levothyroxine
LS: Leefstijlveranderingen (Gecombineerd)
LT4/T3: Levothyroxine/Liothyronine
NDT: Natuurlijk Gedroogde Schildklier
Oef: Oefening
SM: Stressmanagement

Terwijl levothyroxine de hoogste TSH-normalisatiesnelheid laat zien, vertonen combinatietherapie en sommige natuurlijke benaderingen een matige effectiviteit. Alleen veranderingen in levensstijl lijken minder effectief in het bereiken van normale TSH-waarden. Dit suggereert dat conventionele medicatie vaak het meest effectief is, maar combinatietherapieën en sommige natuurlijke benaderingen kunnen alternatieve opties bieden voor sommige personen. Verder onderzoek is nodig om de effectiviteit en veiligheid op lange termijn van deze benaderingen te bepalen.

Voedingsverandering

Een aangepaste voedingswijze kan de behandeling van een hypothyreoïdie ondersteunen, waarbij de focus vooral ligt op de jodiuminname. Jodium is essentieel voor de hormoonproductie van de schildklier [s84] [s85]. Sommige patiënten, zoals bij auto-immuunziekten zoals hashimotothyreoiditis, reageren echter gevoelig op jodium. Een te hoge jodiuminname kan de hypothyreoïdie verergeren [s84]. Daarom is het belangrijk om de jodiuminname individueel af te stemmen met de arts. Jodiumrijke voedingsmiddelen zoals zeevruchten en gejodeerd zout moeten met zorg worden geconsumeerd en jodiumsupplementen alleen na overleg met een arts worden ingenomen [s84] [s85]. Actuele onderzoeksresultaten wijzen op verdere verbanden tussen voeding en schildklierfunctie [s86] [s87]. Zo kan een veganistisch dieet, ondanks een potentieel jodiumtekort, geassocieerd zijn met een lager risico op hypothyreoïdie, terwijl een lacto-ovo-vegetarisch dieet het risico mogelijk verhoogt [s86]. Verdere studies zijn nodig om deze waarnemingen te bevestigen en de exacte mechanismen te begrijpen [s87]. Naast jodium en specifieke dieetvormen worden ook de invloed van gluten, laktose en bepaalde voedingsmiddelen zoals zwarte komijn op de schildklierfunctie onderzocht [s87]. De huidige bevindingen suggereren dat een geïndividualiseerde voedingsstrategie, die rekening houdt met de jodiuminhoud en is afgestemd op de betreffende patiënt, de therapie van een hypothyreoïdie zinvol kan aanvullen.

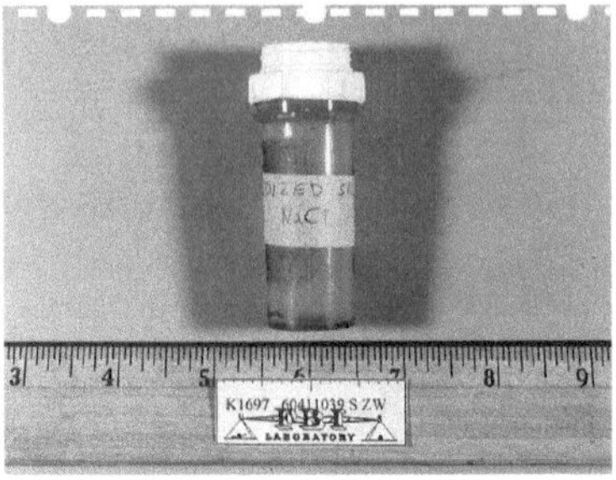

Tafelzout [i46]

Immunmodulatie

Bij auto-immuunziekten van de schildklier, zoals hashimotothyreoiditis, staat immunomodulatie centraal, omdat het immuunsysteem ten onrechte de eigen schildklier aanvalt. Door gerichte maatregelen kan deze verkeerd geleide immunologische reactie worden beïnvloed en zo het ziekteverloop positief veranderen [s88]. Een aanknopingspunt ligt in de voeding. Zo kan de gerichte inname van bepaalde voedingsstoffen bijdragen aan het reguleren van ontstekingsreacties en het ondersteunen van de schildklierfunctie [s88]. Een voedingsverandering die is afgestemd op de individuele behoeften van de patiënt kan de medicamenteuze therapie zinvol aanvullen. Studies wijzen bijvoorbeeld uit dat een vermindering van ontstekingsbevorderende voedingsmiddelen en een verhoging van de inname van ontstekingsremmende voedingsstoffen positieve effecten op het ziekteverloop kunnen hebben. Denkbaar is een dieet met veel verse groenten, fruit, hoogwaardige oliën en eiwitten, terwijl sterk bewerkte voedingsmiddelen, suiker en ongezonde vetten worden verminderd. Door dergelijke voedingsstrategieën kan niet alleen de ontstekingsactiviteit worden beïnvloed, maar ook de reactiviteit van auto-antilichamen, die een centrale rol spelen bij Hashimoto [s88]. Een dergelijke voedingswijze kan bijdragen aan het vertragen van de voortschrijdende vernietiging van het schildklierweefsel en het verbeteren van de levenskwaliteit van de betrokkenen [s88]. Terwijl immunomodulatie door voeding een belangrijke rol speelt bij auto-immuunziekten van de schildklier, vindt immunotherapie ook toepassing bij bepaalde soorten schildklierkanker, met name in gevorderde gevallen van folliculaire celcarcinomen en medullaire schildkliercarcinomen [s89]. Hierbij worden speciale medicijnen gebruikt die het immuunsysteem activeren en zo de kankercellen bestrijden.

follikulaire celcarcinomen

Follikulaire celcarcinomen zijn een type schildklierkanker dat ontstaat in de follikulaire cellen van de schildklier. Een immunotherapie kan in gevorderde gevallen worden overwogen om de tumorgroei te beheersen.

medullaire schildkliercarcinomen

Medullaire schildkliercarcinomen zijn een zeldzame vorm van schildklierkanker die ontstaat in de C-cellen van de schildklier. Een immunotherapie kan worden toegepast bij gevorderde gevallen om de voortgang van de ziekte te vertragen.

Veranderingen in immuunparameters tijdens immunomodulerende therapie

Illustreert de theoretische impact van immunomodulerende therapie op belangrijke immuunparameters bij hypothyreoïdie.

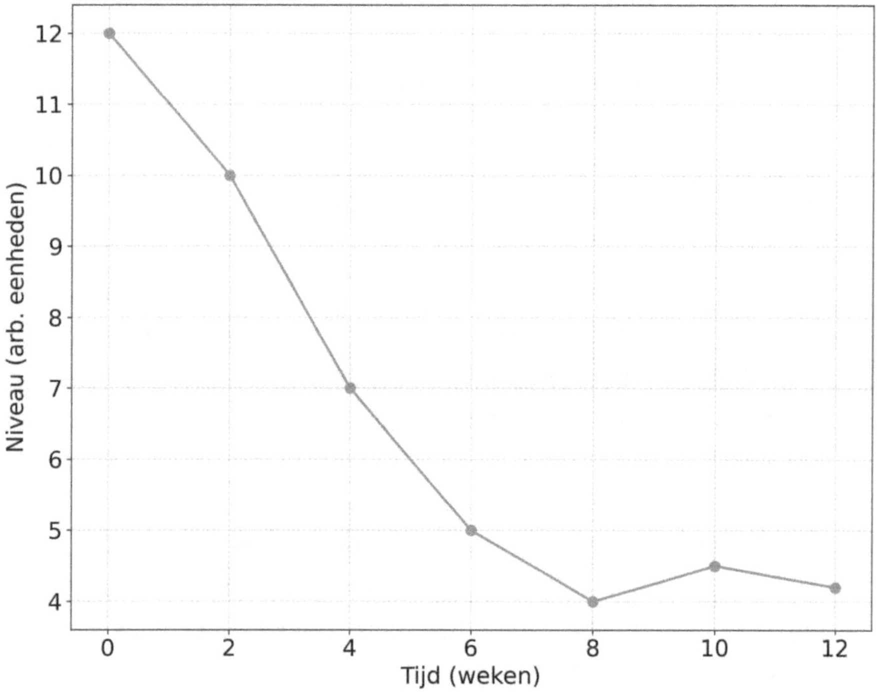

De grafiek geeft een mogelijke positieve reactie op de therapie aan, waarbij de TSH-waarden normaliseren en de immuunmarkers verschuiven naar een gebalanceerde toestand. Hoewel er aanvankelijk fluctuaties kunnen optreden, suggereert de algehele trend een verbeterde immuunfunctie en regulering van schildklierhormonen in de loop van de tijd. Dit ondersteunt de potentiële voordelen van immunomodulatie als therapeutische strategie voor hypothyreoïdie.

Concrete adviezen

- Integreer acupressuur in uw dagelijks leven en stimuleer punten zoals de dikke darm-4, die traditioneel wordt geassocieerd met de immunfunctie.
- Leer autogene training om gericht de doorbloeding en ontspanning in het halsgebied te bevorderen en zo de schildklier te ondersteunen.
- Verbind de inname van uw schildkliermedicatie met een positief ritueel om de werking te versterken en de therapie aangenamer te maken.
- Probeer klopacupressuur om emotionele blokkades die de schildklierfunctie kunnen beïnvloeden op te heffen.
- Ontwikkel een positieve zelfgesprekstrategie om negatieve denkpatronen in verband met uw Hashimoto-thyreoïditis te veranderen.
- Creëer een wellness-oase in uw huis waar u kunt ontspannen en stress kunt verminderen om uw immuunsysteem te versterken.
- Experimenteer met verschillende ademhalingstechnieken om de zuurstoftoevoer naar uw schildklier te verbeteren en uw welzijn te verhogen.
- Zoek contact met andere betrokkenen in zelfhulpgroepen of online fora om elkaar te ondersteunen en nieuwe impulsen te krijgen.
- Ontdek de wereld van geuren en gebruik etherische oliën zoals lavendel of bergamot om uw stemming te verbeteren en uw welzijn te verhogen.
- Neem regelmatig kleine pauzes in uw dagelijks leven om nieuwe energie op te doen en uw schildklier te ontlasten.
- Leer uw grenzen te stellen en nee te zeggen om overbelasting te voorkomen en uw schildklier te beschermen.

4. 3 Holistische geneeswijzen

Hashimoto-thyreoiditis vereist vaak meer dan alleen de standaardbehandeling. Holistische geneesmethode beschouwen de mens als een eenheid van lichaam, geest en ziel en bieden zo de kans om de oorzaken en symptomen van de ziekte grondiger aan te pakken. Ze houden naast het lichamelijke niveau ook rekening met de effecten van stress, voeding en levensstijl. Deze methoden kunnen het welzijn verbeteren en de conventionele behandeling zinvol aanvullen. Ontdek hieronder het potentieel van deze veelbelovende benaderingen.

Echte genezing bij Hashimoto en hypothyreoïdie vereist een holistische benadering die lichaam, geest en ziel in balans brengt door stress te verminderen, de voeding te optimaliseren en traditionele geneesmethode in overweging te nemen.

Traditionele Geneeswijzen

Traditionele geneeswijzen bieden een uitgebreide benadering die lichaam, geest en ziel omvat [s90]. Inheemse culturen beschouwen gezondheid als onlosmakelijk verbonden met de spiritualiteit en streven naar een harmonisch leven in overeenstemming met de natuur [s91]. Rituelen en spirituele praktijken maken gebruik van symboliek om bio-psycho-sociale-spirituele genezingsreacties te stimuleren en het evenwicht te herstellen [s91]. Deze holistische visie weerspiegelt zich ook in andere traditionele systemen die het innerlijke evenwicht bevorderen door middel van verschillende methoden zoals dieetverandering, beweging en meditatie [s90]. Onder andere richten sommige traditionele systemen zich op het evenwicht van levensenergie en passen technieken toe zoals acupunctuur en kruidenmedicijnen [s90]. De integratie van traditionele geneesmethode in moderne gezondheidssystemen vereist aandacht voor culturele aspecten zoals ceremonies en traditionele educatie [s92]. Tegelijkertijd is het belangrijk om de verschillen tussen traditionele en alternatieve geneesmethode duidelijk te definiëren om de integriteit van beide benaderingen te waarborgen [s92]. De groeiende populariteit van complementaire geneeskunde toont de toenemende interesse in holistische behandelingsbenaderingen [s90]. Hierbij worden complementaire benaderingen in combinatie met de conventionele geneeskunde toegepast, terwijl alternatieve benaderingen deze vervangen [s93]. Integratieve gezondheid verbindt beide benaderingen om de mens holistisch te behandelen [s93]. Tot de complementaire benaderingen behoren onder andere dieetgerelateerde, psychologische en fysieke praktijken zoals yoga, acupunctuur en meditatie, waarvan de effectiviteit afhankelijk van de methode verschillend goed is onderzocht [s93]. Natuurlijke verbindingen die in traditionele therapieën worden gebruikt, hebben therapeutische eigenschappen, waaronder ontstekingsremmende, antimicrobiële en celstimulerende effecten [s94]. Deze eigenschappen worden in in-vitro- en in-vivo-studies onderzocht om hun klinische effectiviteit te evalueren [s94]. Voor een succesvolle integratie van traditionele therapieën in het gezondheidssysteem zijn de ontwikkeling van goede productieprocessen en regelgevende voorschriften essentieel [s94]. Huidige ontwikkelingen zijn gericht op het combineren van traditionele remedies met moderne producten om de voordelen van beide benaderingen te benutten [s94]. Zo zouden bijvoorbeeld extracten van geneeskrachtige planten, die traditioneel worden gebruikt voor wondgenezing, in moderne verbanden kunnen worden geïntegreerd om het genezingsproces te bevorderen. Verdere onderzoek naar de veiligheid en bijwerkingen van deze combinaties is echter noodzakelijk [s95].

Goed om te weten

Complementaire Geneeskunde

Complementaire geneeskunde verwijst naar behandelingsmethoden die aanvullend op de reguliere geneeskunde kunnen worden gebruikt om de schildklierfunctie holistisch te ondersteunen.

Integratieve Gezondheid

Integratieve gezondheid combineert reguliere geneeskunde met complementaire en alternatieve geneeswijzen om een uitgebreide behandeling van hypothyreoïdie mogelijk te maken.

In-vivo-studies

In-vivo-studies onderzoeken de werking van stoffen of therapieën op levende organismen, bijvoorbeeld de werking van geneeskrachtige planten op de schildklierfunctie bij dieren of mensen.

Kruidenmedicijnen

Kruidenmedicijnen maken gebruik van de geneeskracht van planten om de schildklierfunctie te ondersteunen en symptomen van een onderfunctie te verlichten.

Traditionele Geneeswijzen

Traditionele geneeswijzen bieden een holistische kijk op gezondheid en betrekken lichaam, geest en ziel in het genezingsproces. Ze kunnen bijdragen aan het welzijn en de zelfhelende krachten activeren bij hypothyreoïdie.

Effectiviteit van holistische methoden

Effectiviteit bij hypothyreoïdie

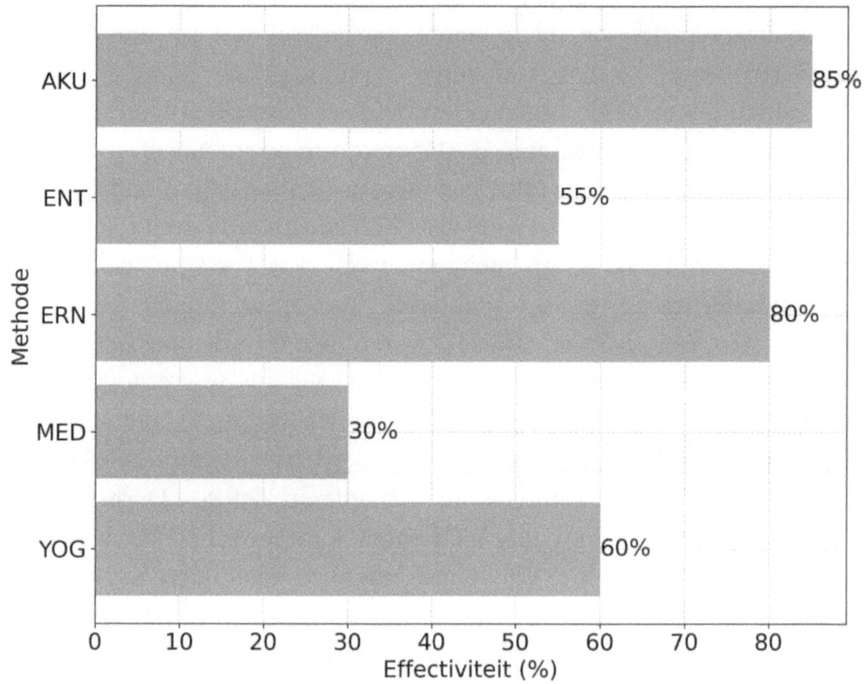

AKU: Acupunctuur

ENT: Ontspannungstechnieken

ERN: Voedingsaanpassing

MED: Meditatie

YOG: Yoga en ademhalingsoefeningen

Het horizontale staafdiagram illustreert de potentiële effectiviteit van verschillende holistische methoden bij hypothyreoïdie. Yoga en voedingsaanpassing laten de hoogste potentiële effectiviteit zien, terwijl acupunctuur en meditatie gematigde positieve effecten zouden kunnen hebben. Ontspanningstechnieken laten de laagste potentiële effectiviteit zien.

Micronutriëntentherapie

De micronutriëntentherapie biedt mogelijkheden om de schildklierfunctie positief te beïnvloeden door de synthese en de metabolismus van schildklierhormonen te ondersteunen [s96]. Naast de hormoonproductie zelf kunnen micronutriënten ook de gezondheid van de bijnieren versterken, wat op zijn beurt de schildklierfunctie kan verbeteren [s97]. Een gecombineerde ondersteuning van beide organen kan leiden tot merkbare verbeteringen van de schildklier symptomen en laboratoriumwaarden [s97]. Het gaat hierbij niet alleen om de pure inname van afzonderlijke stoffen, maar om een complex samenspel van verschillende micronutriënten. Zo zijn bijvoorbeeld vitamine D en melatonine relevant voor het behoud van de schildklierfunctie en de regulering van ontstekingen [s98]. Een voeding die rijk is aan ontstekingsremmende voedingsstoffen kan helpen om klachten te verlichten en het welzijn te verhogen [s98]. Tegelijkertijd is het raadzaam om potentieel toxische elementen en ontstekingsbevorderende voedingsmiddelen te vermijden om de schildkliergezondheid optimaal te bevorderen [s98]. Door gerichte aanvulling van bepaalde micronutriënten kan mogelijk de benodigde medicatiedosis worden verminderd en de schildklierfunctie extra worden ondersteund [s98]. Jodium, een essentiële voedingsstof voor de vorming van schildklierhormonen, is vooral in fasen van verhoogde behoefte, zoals zwangerschap en borstvoeding, van belang [s99]. Een jodiumtekort kan de hormoonproductie beïnvloeden en de behoeften van moeder en kind niet voldoende dekken [s99]. Jodiumsupplementen kunnen het risico van een jodiumtekort in deze fasen verlagen, maar brengen ook potentiële risico's met zich mee die zorgvuldig tegen de voordelen moeten worden afgewogen [s99]. De micronutriëntentherapie moet daarom altijd individueel worden afgestemd op de behoeften van de patiënt om optimale resultaten te behalen en mogelijke risico's te minimaliseren. Een dergelijke gepersonaliseerde therapie houdt niet alleen rekening met de schildklierfunctie, maar ook met de algemene gezondheidstoestand en het individuele welzijn [s100].

Goed om te weten

Jodiumsupplementen

Jodiumsupplementen worden gebruikt om een jodiumtekort te compenseren. Ze moeten echter met voorzichtigheid en onder medisch toezicht worden ingenomen, omdat een overdosis schadelijk kan zijn.

Jodium

Jodium is een essentieel spoorelement dat onmisbaar is voor de productie van schildklierhormonen. Een jodiumtekort kan leiden tot een schildklieronderfunctie.

Micronutriëntentherapie

De micronutriëntentherapie kan helpen om voedingsstoftekorten te compenseren die de schildklierfunctie kunnen beïnvloeden. Het richt zich op de individuele aanpassing van de voedingsinname om het lichaam optimaal te ondersteunen en het algemene welzijn te verbeteren.

Ontstekingsbevorderende voedingsmiddelen

Ontstekingsbevorderende voedingsmiddelen kunnen chronische ontstekingen in het lichaam verergeren, die de schildklierfunctie kunnen beïnvloeden. Hun vermindering kan de schildkliergezondheid ondersteunen.

Toxische elementen

Toxische elementen zoals zware metalen kunnen de schildklierfunctie verstoren en ontstekingen bevorderen. Vermijding ervan is belangrijk voor de schildkliergezondheid.

Belangrijkste micronutriënten voor de gezondheid van de schildklier

Verdeling van micronutriënten ter ondersteuning van de schildklier.

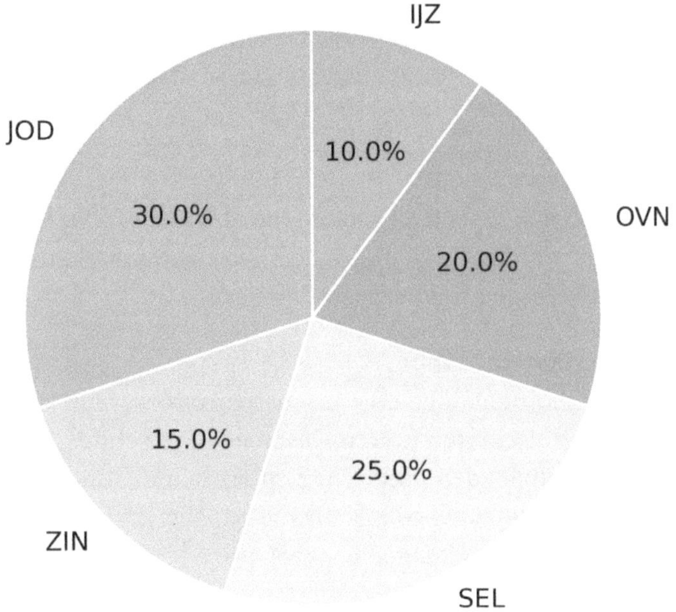

IJZ: IJzer

OVN: Overige micronutriënten (Vit. A, B-vitaminen, etc.)

ZIN: Zink

JOD: Jodium

SEL: Selenium

Deze grafiek benadrukt het relatieve belang van verschillende micronutriënten voor de ondersteuning van de schildklierfunctie. Hoewel jodium een cruciale rol speelt, is een optimale schildkliergezondheid ook afhankelijk van voldoende niveaus van selenium, zink en ijzer, onder andere. Het aanpakken van tekorten op deze gebieden kan bijdragen aan een verbeterde productie en benutting van schildklierhormonen.

Stressreductie

Stress beïnvloedt het neuro-endocriene systeem en kan de schildklierfunctie beïnvloeden. Chronische stress leidt tot de afgifte van cortisol, wat de hormonale balans en het immuunsysteem beïnvloedt. [s101] Bij bestaande hypothyreoïdie kan stress de symptomen, zoals vermoeidheid en concentratieproblemen, verergeren. Stressreductie is daarom belangrijk voor de betrokkenen om het algemene welzijn te verbeteren en de schildkliertherapie te ondersteunen. Ontspanningstechnieken zoals meditatie, yoga of autogene training kunnen helpen om stress te verminderen en de innerlijke balans te herstellen. Regelmatige lichaamsbeweging in de frisse lucht, voldoende slaap en een gezonde voeding dragen ook bij aan stressreductie. Een dieet met ontstekingsremmende voedingsmiddelen, zoals fruit, groenten en volle granen, ondersteunt niet alleen de schildkliergezondheid, maar heeft ook een positieve invloed op het hele organisme en kan stresssymptomen verlichten. [s101] Mindfulness-oefeningen, waarbij men zich op het huidige moment concentreert, kunnen ook helpen om stress in het dagelijks leven te beheersen. Zoals bij mindful eten, waarbij men zich volledig richt op de smaak en textuur van het voedsel, in plaats van naast de televisie te zitten of op de telefoon te spelen, leert men om in het hier en nu te zijn en stressfactoren bewuster waar te nemen. Zo kan men tijdig ingrijpen en stresssituaties vermijden of beter beheersen.

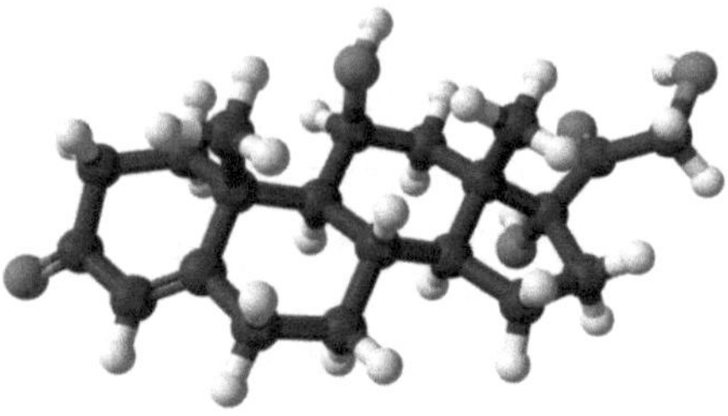

Cortisol [i47]

Goed om te weten

Mindfulness-oefeningen

Mindfulness-oefeningen zijn methoden die de bewuste waarneming van het huidige moment bevorderen, zonder te oordelen. Ze helpen om stress te verminderen, emoties beter te reguleren en de lichaamswaarneming te verbeteren. Bij hypothyreoïdie kunnen mindfulness-oefeningen helpen om beter om te gaan met de symptomen en de levenskwaliteit te verhogen.

Neuro-endocriene systeem

Het neuro-endocriene systeem omvat de complexe interactie tussen het zenuwstelsel en het hormoonsysteem, die cruciaal is voor de regulatie van verschillende lichaamsfuncties, inclusief de schildklierfunctie. Een disfunctie van dit systeem kan leiden tot hormonale onevenwichtigheden en daarmee samenhangende symptomen.

Effectiviteit van stressverminderingstechnieken ter ondersteuning van hypothyreoïdie

Impact op waargenomen stressniveaus (0-10)

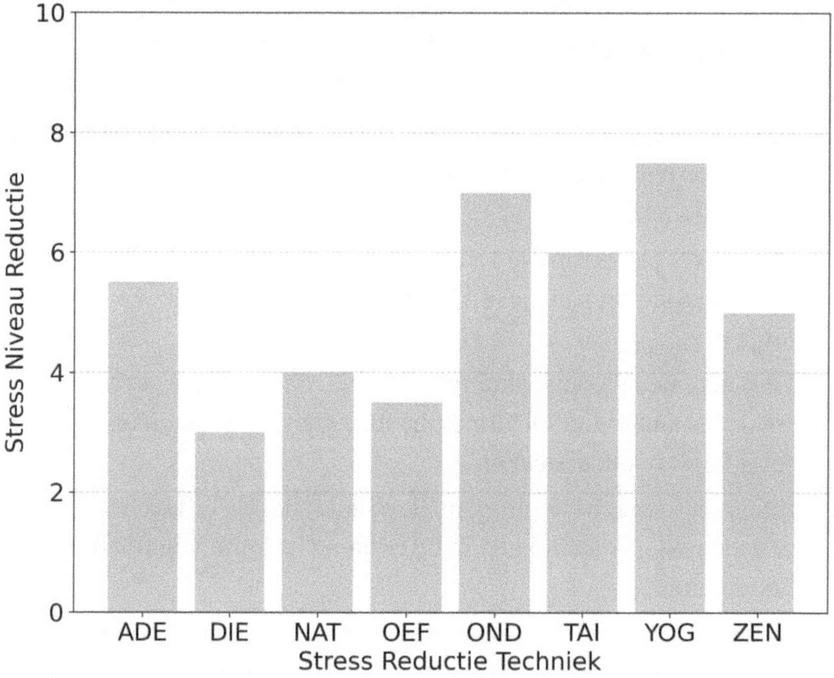

ADE: Ademhalingsoefeningen

DIE: Gezond Dieet

NAT: Natuurwandelingen

OEF: Regelmatig Oefenen

OND: Meditatie

TAI: Tai Chi

YOG: Yoga

ZEN: Voldoende Slaap

Lichaam-geest oefeningen zoals yoga en meditatie laten de meest significante impact zien op stressvermindering, wat mogelijk waardevolle ondersteuning biedt voor mensen met hypothyreoïdie. Hoewel een gezond dieet en regelmatige lichaamsbeweging positief bijdragen, lijkt hun impact op de waargenomen stress minder uitgesproken. Deze bevindingen suggereren dat lichaam-geest interventies prioriteit moeten krijgen voor een uitgebreid hypothyreoïdiebeheer.

Concrete adviezen

- Ontwikkel een persoonlijk symbool dat staat voor uw schildkliergezondheid en integreer het in uw dagelijks leven, bijvoorbeeld als sieraad of klein beeldje op uw werkplek.
- Creëer een 'krachtplek' in de natuur waar u regelmatig uw innerlijke rust kunt vinden en de verbinding met uw schildklier kunt versterken.
- Houd een dankbaarheidsdagboek bij en noteer dagelijks drie dingen waarvoor u dankbaar bent met betrekking tot uw schildkliergezondheid.
- Ontwikkel een positieve visualisatie waarin u uw schildklier als een sterk, gezond orgaan ziet en voel de positieve energie die ervan uitgaat.
- Leer een nieuwe ontspanningstechniek zoals progressieve spierontspanning of Qi Gong om stress te verminderen en uw schildklier te ondersteunen.
- Integreer kleine bewegingsrituelen in uw dagelijks leven, zoals bewust rekken en strekken in de ochtend of korte yoga-oefeningen tussendoor.
- Experimenteer met verschillende soorten thee zoals kamille, citroenmelisse of gemberthee en ontdek welke theeën u goed doen en uw welzijn bevorderen.
- Bereid een ontspannend voetbad voor met etherische oliën en zeezout en visualiseer hoe de weldadige warmte uw schildklier bereikt.
- Neem bewust tijd voor uw hobby's en activiteiten die u vreugde brengen en uw ziel voeden.
- Leer een nieuwe creatieve uitdrukkingsvorm kennen, zoals schilderen, pottenbakken of schrijven, om uw emoties te uiten en uw schildklier te ondersteunen.
- Verbind u met gelijkgestemden in een zelfhulpgroep of online forum en deel uw ervaringen met holistische geneesmethode.

Terugblik - 4. Hashimoto-thyreoïditis

Hashimoto-thyreoiditis, een auto-immuunziekte van de schildklier, stelt betrokkenen voor diverse uitdagingen. De ontstekingsprocessen die aan deze aandoening ten grondslag liggen, tasten het schildklierweefsel aan en verstoren de hormoonproductie. Dit kan leiden tot een verscheidenheid aan symptomen, van vermoeidheid en gewichtstoename tot stemmingswisselingen en concentratieproblemen. Een holistische benadering, die zowel conventionele medische behandelingen als natuurlijke geneesmethode in overweging neemt, kan u helpen uw schildkliergezondheid te herstellen en uw welzijn te verbeteren. De weg naar herstel vereist inzet en geduld, maar met de juiste strategieën kunt u de controle over uw gezondheid terugwinnen.

De medicamenteuze behandeling met levothyroxine is vaak de eerste stap om het hormoontekort te compenseren. Vind samen met uw arts de optimale dosering en laat uw schildklierwaarden regelmatig controleren. Houd er rekening mee dat verschillende factoren zoals zwangerschap, andere medicijnen of aandoeningen de benodigde dosis kunnen beïnvloeden. Naast de medicamenteuze therapie kunt u uw schildkliergezondheid ondersteunen door een gerichte voedingsverandering. Zorg voor een voldoende, maar niet overmatige jodiuminname en bespreek met uw arts of een individuele aanpassing van uw dieet, bijvoorbeeld met betrekking tot gluten of lactose, voor u zinvol kan zijn. Experimenteer met verschillende voedingsmiddelen en observeer hoe uw lichaam reageert. Houd eventueel een voedingsdagboek bij om verbanden tussen uw voeding en uw welzijn te herkennen.

Naast voeding speelt ook immunomodulatie een belangrijke rol bij de behandeling van Hashimoto. Ontstekingsbevorderende voedingsmiddelen moet u verminderen en in plaats daarvan kiezen voor een dieet met veel verse groenten, fruit en hoogwaardige eiwitten. Ook micronutriënten zoals vitamine D, selenium en zink kunnen de schildklierfunctie ondersteunen en het immuunsysteem versterken. Bespreek met uw arts of een diëtist of een extra inname van micronutriënten voor u aan te raden is. Houd er rekening mee dat een evenwichtige voedingsvoorziening de basis vormt voor een gezond immuunsysteem en een optimale schildklierfunctie.

Aangezien stress de schildklierfunctie negatief kan beïnvloeden, moet u strategieën voor stressmanagement in uw dagelijks leven integreren. Ontspanningstechnieken zoals yoga, meditatie of mindfulness-oefeningen kunnen u helpen stress te verminderen en uw innerlijke balans te hervinden. Ook regelmatige lichaamsbeweging in de frisse lucht en voldoende slaap zijn belangrijke factoren voor uw welzijn. Ontdek welke methoden u het beste helpen om stress te verminderen en integreer deze regelmatig in uw dagelijkse routine. Wees niet bang om verschillende technieken uit te proberen en uw persoonlijke welzijnsroutine te ontwikkelen.

De weg naar een verbeterde schildkliergezondheid bij Hashimoto vereist tijd, geduld en een individuele benadering. Sta open voor verschillende behandelingsmethoden en werk nauw samen met uw arts om de voor u optimale strategie te vinden. Luister naar uw lichaam en pas uw therapie indien nodig aan. Met de juiste aanpak en een positieve instelling kunt u uw symptomen effectief beheersen, uw levenskwaliteit verbeteren en een vervuld leven leiden.

5. Begeleidende maatregelen

Wie mensen met een hypothyreoïdie weten, zijn er veel uitdagingen in het dagelijks leven. De behandeling vereist meer dan alleen medicijnen - het omvat de gehele levensstijl. Naast de medische therapie zijn er tal van mogelijkheden om het genezingsproces actief te ondersteunen. Een holistische benadering houdt rekening met voeding, beweging en mentale balans. In dit hoofdstuk ontdekt u effectieve strategieën die uw gezondheid duurzaam kunnen versterken.

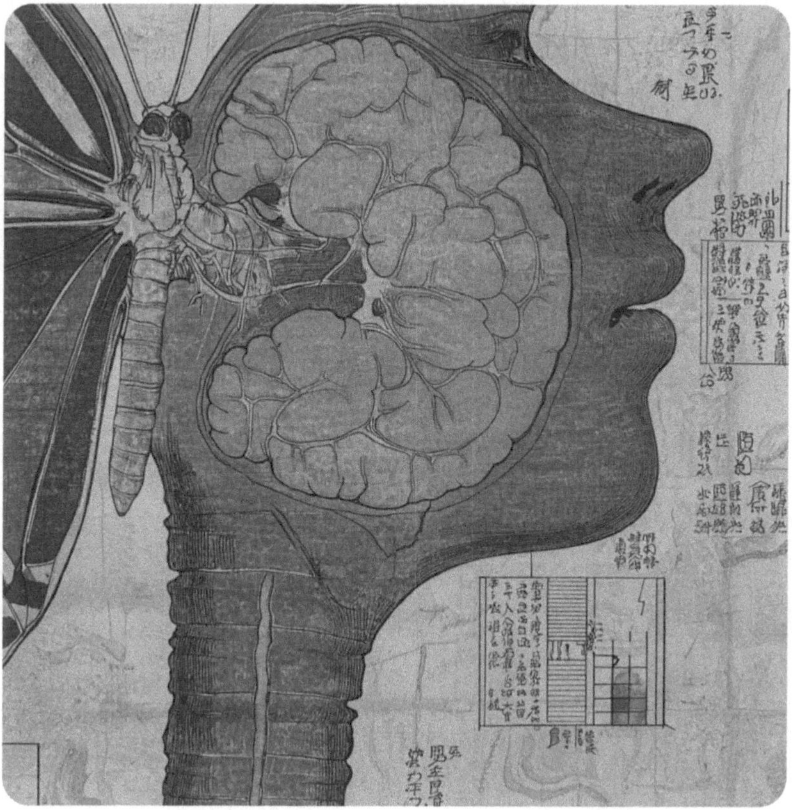

5. 1 Gewichtsbeheersing

Gewichtsmanagement bij hypothyreoïdie stelt bijzondere uitdagingen. De vertraagde stofwisseling bemoeilijkt gewichtsverlies en vereist strategieën die verder gaan dan alleen caloriebeperking. Beweging, voeding en de analyse van eigen gewoonten spelen een cruciale rol. Een voedings- en bewegingsprotocol helpt om individuele verbanden tussen voeding, activiteitsniveau en lichamelijk welzijn te herkennen. Het optimaliseren van de macronutriëntenverhouding en het aanpassen van het trainingsschema aan de persoonlijke behoeften zijn belangrijke stappen. Ontdek hieronder hoe u door gerichte maatregelen uw gewicht effectief kunt beheren en uw levenskwaliteit duurzaam kunt verbeteren.

Een combinatie van koolhydraatarm dieet, regelmatige lichaamsbeweging en gedetailleerde documentatie van eetgewoonten door middel van een voedingsprotocol biedt een effectieve strategie voor duurzaam gewichtsmanagement bij hypothyreoïdie.

Optimalisatie van de stofwisseling

Een schildklieronderfunctie kan de stofwisseling vertragen en gewichtsverlies bemoeilijken. De optimalisatie van de stofwisseling vereist daarom individuele strategieën die verder gaan dan alleen caloriebeperking. Hoewel een constante calorie-inname en regelmatige lichaamsbeweging belangrijk zijn, toont onderzoek aan dat de samenstelling van de macronutriënten een aanzienlijke invloed kan hebben op gewichtsverlies [s102]. Een studie toont aan dat een koolhydraatarm dieet leidde tot een aanzienlijk groter gewichtsverlies dan een koolhydraatrijk dieet, hoewel de calorie-inname en de lichamelijke activiteit in beide groepen gelijk waren [s102]. De deelnemers van de koolhydraatarme groep verloren gemiddeld 2,9 kg, vergeleken met slechts 0,4 kg in de koolhydraatrijke groep [s102]. Dit suggereert dat metabolische aanpassingen, mogelijk beïnvloed door de hormonen triiodothyronine (T3) en thyroxine (T4), een cruciale rol spelen en verder onderzocht moeten worden [s102]. Een benadering voor de optimalisatie van de stofwisseling zou daarom een voedingsverandering naar een koolhydraatarm dieet kunnen zijn. Het ketogene dieet (KD), dat gebaseerd is op een drastische vermindering van koolhydraten, wordt besproken als een veelbelovende aanpak voor het verbeteren van de insulinempfindlichkeit en gewichtsreductie [s103]. Door de verminderde koolhydraatinname daalt het insulineniveau, wat de insulinegevoeligheid verbetert en de lipolyse (vetverbranding) bevordert [s103]. Bovendien kan de KD positieve effecten hebben op het lipidenprofiel door triglyceriden te verlagen en het HDL-cholesterol te verhogen [s103]. Het gebruik van schildklierhormonen zoals T3 voor gewichtsreductie, zoals in sommige kringen, bijvoorbeeld in bodybuilding ter voorbereiding op wedstrijden, wordt echter niet aanbevolen [s104]. Hoewel T3 de stofwisseling kan stimuleren, zijn er onvoldoende bewijzen voor de effectiviteit in therapeutische doses voor gewichtsverlies [s104]. Integendeel, overmatige doses brengen gezondheidsrisico's met zich mee, onder andere voor de botgezondheid en het cardiovasculaire systeem [s104]. De combinatie van T3 met andere stoffen om vermeende synergie-effecten te bereiken, is ook niet aangetoond door klinische studies en is daarom niet raadzaam [s104].

Goed om te weten

Koolhydraatarm dieet

Een voedingswijze die de consumptie van koolhydraten vermindert en de focus legt op eiwitten en gezonde vetten. Bij een schildklieronderfunctie kan deze voedingsvorm helpen om de bloedsuikerspiegel te stabiliseren en gewichtsverlies te bevorderen, omdat het lichaam wordt gestimuleerd om vet als energiebron te gebruiken.

Macronutriënten

Belangrijke voedingsstoffen die het lichaam in grotere hoeveelheden nodig heeft om energie te verkrijgen en lichaamsfuncties in stand te houden. Ze spelen een cruciale rol bij de gewichtsregulatie, vooral bij een schildklieronderfunctie. Een aangepaste macronutriëntenverdeling kan de stofwisseling positief beïnvloeden en gewichtsverlies ondersteunen.

Metabolische aanpassingen

Veranderingen in de stofwisseling van het lichaam als reactie op externe invloeden zoals voeding of medicijnen. Bij een schildklieronderfunctie kunnen deze aanpassingen gewichtsverlies bemoeilijken. Een gerichte voedingsverandering kan helpen om de stofwisseling positief te beïnvloeden en de gewichtsregulatie te verbeteren.

Stofwisselingssnelheid en Gewichtsverandering

Correlatie tussen stofwisselingssnelheid en gewichtsverlies in de tijd met veranderingen in levensstijl.

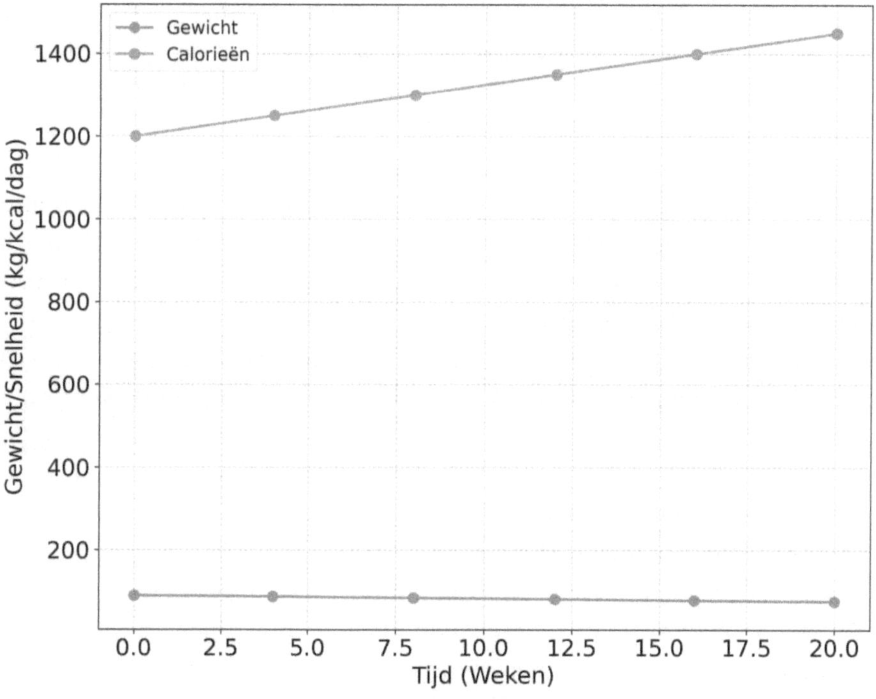

De grafiek toont een positieve correlatie tussen verhoogde stofwisselingssnelheid en gewichtsverlies. Naarmate levensstijl-interventies de stofwisselingsfunctie verbeteren, neemt het gewicht geleidelijk af. Dit suggereert dat het focussen op holistische benaderingen om de metabolische gezondheid te verbeteren een effectieve strategie kan zijn voor gewichtsbeheersing, vooral in de context van schildklieraandoeningen.

Bewegingsprogramma's

Lichamelijke activiteit is een belangrijke factor voor gewichtsbeheersing bij hypothyreoïdie. Beweging verhoogt het energieverbruik en kan zo de vertraagde stofwisseling gedeeltelijk compenseren [s105]. Hoewel uitgebreide studies naar bewegingstherapie bij hypothyreoïdie nog ontbreken, tonen gegevens uit de algemene bevolking aan dat het – alleen of in combinatie met dieetveranderingen – de gewichtsreductie bevordert en het risico op hart- en vaatziekten en diabetes verlaagt [s105]. Een trainingsplan moet zowel uithoudings- als krachttraining omvatten. Uithoudingstraining, zoals snelwandelen, zwemmen of fietsen, verbrandt calorieën en verbetert de cardiovasculaire fitheid. Krachttraining, met gewichten of het eigen lichaamsgewicht, bouwt spiermassa op. Meer spiermassa verhoogt de basale stofwisseling, dat is de hoeveelheid energie die het lichaam in rust verbruikt. Een voorbeeld van een uitgebalanceerd trainingsplan zou drie sessies uithoudingstraining per week van 30 minuten en twee sessies krachttraining kunnen omvatten, waarbij alle grote spiergroepen worden getraind. De intensiteit en duur van de training moeten worden aangepast aan de individuele omstandigheden en de gezondheidstoestand. Het is raadzaam om langzaam te beginnen en de belasting geleidelijk te verhogen. Dit kan overbelasting en demotivatie helpen voorkomen. Bewegingsprogramma's kunnen ook positieve effecten hebben op stoffwechselstoerungen en reproductieve problemen die gepaard kunnen gaan met hypothyreoïdie [s105]. Over het geheel genomen draagt regelmatige lichamelijke activiteit niet alleen bij aan gewichtsbeheersing, maar verbetert ook het algemene welzijn en de levenskwaliteit.

Goed om te weten

Cardiovasculaire fitheid

De cardiovasculaire fitheid beschrijft het vermogen van het hart en de bloedvaten om het lichaam tijdens lichamelijke activiteit van zuurstof te voorzien. Een verbeterde cardiovasculaire fitheid kan bij hypothyreoïdie helpen om de stofwisseling te stimuleren en gewichtsverlies te ondersteunen.

Reproductieve problemen

Hypothyreoïdie kan een negatieve invloed hebben op de vruchtbaarheid en de hormoonhuishouding en kan leiden tot reproductieve problemen. Regelmatige beweging kan de hormoonhuishouding stabiliseren en zo de reproductieve gezondheid positief beïnvloeden.

Effectiviteit van Oefeningen voor Gewichtsbeheersing met Hypothyreoïdie

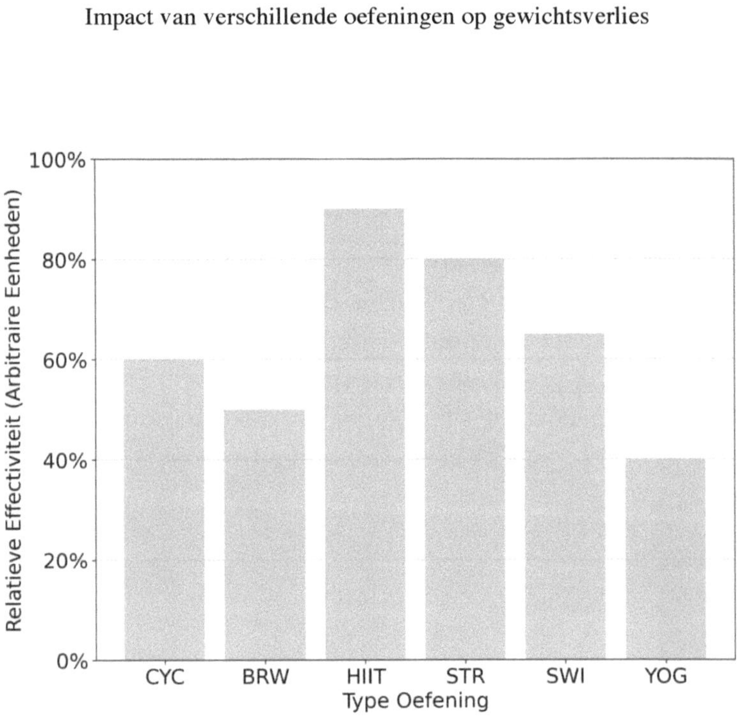

BRW: Stevig Wandelen
CYC: Fietsen
HIIT: High-Intensity Interval Training
STR: Krachttraining
SWI: Zwemmen
YOG: Yoga

Hoewel alle vormen van lichaamsbeweging bijdragen aan de algehele gezondheid, suggereren deze gegevens dat intensieve activiteiten zoals HIIT en krachttraining bijzonder effectief kunnen zijn voor gewichtsbeheersing bij mensen met hypothyreoïdie, mogelijk vanwege hun positieve effecten op het metabolisme en de spiermassa. Oefeningen met matige intensiteit, zoals stevig wandelen en fietsen, bieden ook voordelen, hoewel mogelijk in een langzamer tempo. Het is aan te raden om een verscheidenheid aan oefeningen te doen voor optimale resultaten.

Voedingsprotocol

Een voedingsprotocol helpt bij het analyseren van eetgewoonten en biedt een basis voor veranderingen in het kader van gewichtsmanagement bij hypothyreoïdie. Het documenteert niet alleen _wat_ er gegeten wordt, maar ook _wanneer_, _hoeveel_ en onder _welke omstandigheden_. Deze informatie is waardevol om verbanden tussen voeding, gemoedstoestand, activiteitsniveau en lichamelijk welzijn te herkennen. Zo kan een protocol bijvoorbeeld onthullen of hunkeringen samenhangen met bepaalde tijdstippen van de dag of emotionele toestanden. De documentatie van de voedselinname kan handmatig in een dagboek of met behulp van apps plaatsvinden [s106]. Laatstgenoemden bieden vaak een geautomatiseerde voedingsanalyse, die het overzicht over de makronaehrstoffverdeling vergemakkelijkt. Naast de voeding moet ook de lichamelijke activiteit worden vastgelegd, hetzij door activiteitentrackers of door aantekeningen over de soort, duur en intensiteit van de beweging [s106]. Een compleet beeld van de dagelijkse routine ontstaat wanneer ook factoren zoals slaap, stressniveau en medicijninname worden geprotocolleerd. De verzamelde gegevens dienen als basis voor individuele aanpassingen van de voedings- en bewegingsstrategie. Zo kan de evaluatie van het protocol aantonen of de calorie-inname overeenkomt met de werkelijke energiebehoefte en of de samenstelling van de macronutriënten – dat wil zeggen de verhouding van koolhydraten, eiwitten en vetten – geoptimaliseerd is met het oog op de individuele stofwisselingsbehoeften. Een voedingsprotocol is dus een hulpmiddel voor zelfobservatie en -reflectie en ondersteunt de ontwikkeling van duurzame gewoonten die, naast gewichtsreductie, bijdragen aan een verbeterd welzijn. Een gewichtsverlies van 5-10% kan al positieve effecten op de gezondheid hebben, zoals een vermindering van het risico op type 2 diabetes en een verbetering van kardiometabolische risicofactoren [s107].

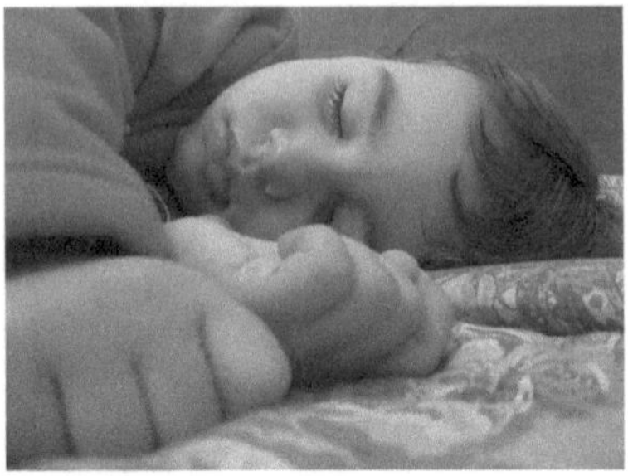

Slaap [i48]

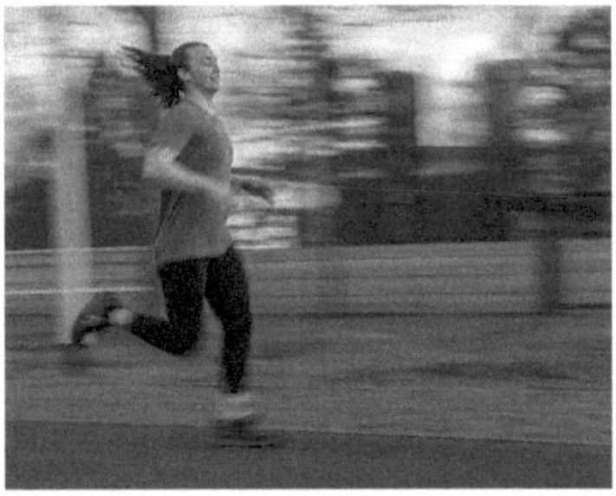

Activiteiten tracker [i49]

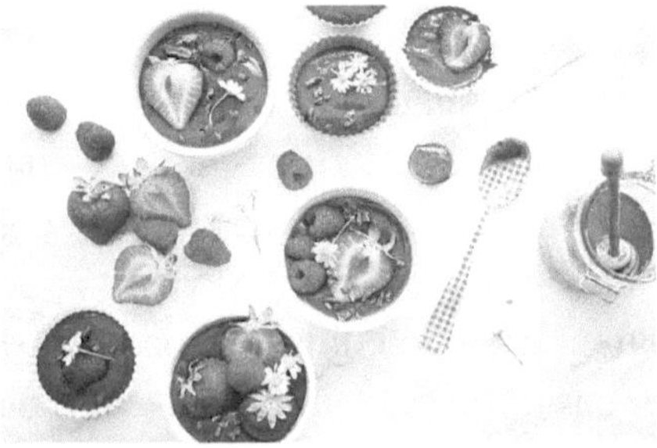

Hevige trek [i50]

Goed om te weten

Kardiometabolische Risicofactoren

Kardiometabolische risicofactoren zijn factoren die het risico op hart- en vaatziekten en stofwisselingsstoornissen zoals type 2 diabetes verhogen. Gewichtsverlies kan deze risicofactoren positief beïnvloeden en de hartgezondheid verbeteren, vooral bij hypothyreoïdie.

Voedingsprotocol

Een gedetailleerd voedingsprotocol kan helpen de oorzaken van gewichtsproblemen bij hypothyreoïdie te identificeren door eetgewoonten, beweging en andere factoren te documenteren. Het dient als basis voor een gepersonaliseerde voedingsstrategie en ondersteunt de gewichtscontrole.

Verdeling Macronutriënten voor Schildkliergezondheid

Optimale macronutriëntenverhoudingen voor schildklierondersteuning.

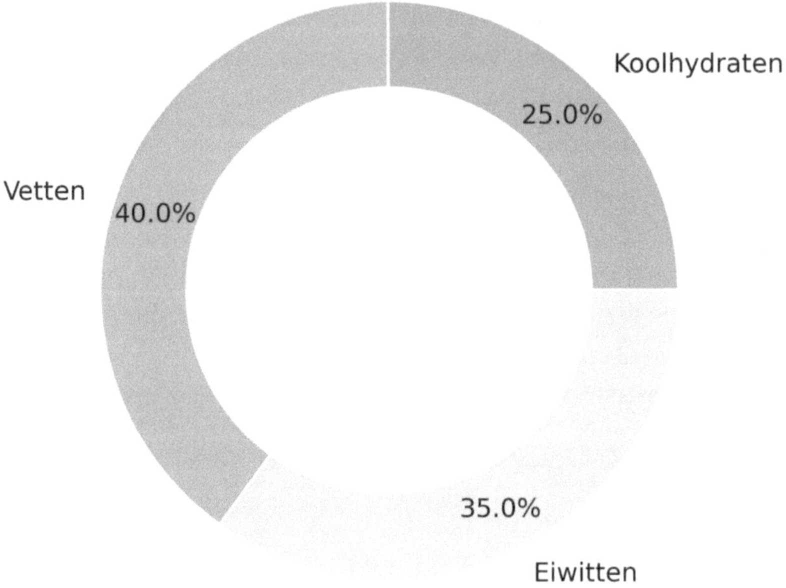

- EW: Eiwitten (35%)
- KH: Koolhydraten (25%)
- VT: Vetten (40%)

Deze grafiek benadrukt een evenwichtige benadering van macronutriënten, waarbij eiwitten en gezonde vetten prioriteit krijgen en koolhydraten worden gematigd om een optimale schildklierfunctie en gewichtsbeheersing te ondersteunen. De nadruk op eiwitten bevordert verzadiging en spierbehoud, cruciaal voor een gezonde stofwisseling. De hogere vetinname ondersteunt de hormoonproductie en de opname van voedingsstoffen, terwijl een matige koolhydraatinname helpt de bloedsuikerspiegel en energie te beheersen. Deze balans is essentieel voor het algehele welzijn, vooral als het gaat om de gezondheid van de schildklier.

Concrete adviezen

- Draag een week lang je favoriete kleding. Reflecteer daarna op hoe je lichaamsgevoel je eetgedrag heeft beïnvloed.
- Verander je eetomgeving: eet bijvoorbeeld een week lang staand en observeer hoe je verzadigingsgevoel verandert.
- Ontwikkel een 'beloningsmaaltijd' voor sportieve successen die tegelijkertijd je schildklier optimaal van voedingsstoffen voorziet.
- Eet elke hap van een maaltijd met een ander bestek en observeer hoe dit je eettempo en verzadigingsgevoel beïnvloedt.
- Creëer vaste eetmomenten die je als belangrijke afspraken in je agenda noteert.
- Verbind je maaltijden met een vast ritueel, zoals het aansteken van een kaars, om bewuster te eten.
- Bespreek regelmatig je voortgang in gewichtsmanagement met een vertrouwenspersoon.
- Visualiseer je streefgewicht en maak een tekening van hoe je je in je lichaam wilt voelen.
- Hang motiverende afbeeldingen of citaten over gezonde voeding en beweging op plaatsen waar je dagelijks komt.
- Beloon jezelf voor behaalde tussenresultaten, niet met eten, maar met activiteiten die je plezier geven en je welzijn verhogen.
- Integreer korte beweegmomenten in je dagelijkse routine, zoals traplopen in plaats van de lift of korte wandelingen tijdens de lunchpauze.
- Vind een sport die je leuk vindt en die je op lange termijn in je dagelijkse leven kunt integreren.
- Maak afspraken met vrienden of familie voor gezamenlijke sportactiviteiten om elkaar te motiveren.

5. 2 Leefstijl

Stress, slaap en het dagritme beïnvloeden het verloop van een hypothyreoïdie aanzienlijk. Deze factoren hebben invloed op het immuunsysteem, de hormoonproductie en het algemene welzijn. Ongezonde levensgewoonten kunnen symptomen verergeren en de therapie bemoeilijken. Ontdek hieronder hoe u door gerichte aanpassingen in uw levensstijl uw schildkliergezondheid positief kunt beïnvloeden.

Een gestructureerde levensstijl met focus op stressmanagement, slaap hygiëne en een constante dagritme ondersteunt de schildklierfunctie en het algemene welzijn.

Stressmanagement

Stress beïnvloedt het immuunsysteem en kan een rol spelen bij de ontwikkeling van auto-immuunziekten [s108]. Hoewel er nog geen eenduidig bewijs is voor een direct verband tussen stress en het ontstaan van auto-immuunziekten zoals Hashimoto-thyreoïditis, die leidt tot hypothyreoïdie [s108], wordt stress beschouwd als een niet-genetische risicofactor voor de ontwikkeling van bepaalde auto-immuunziekten [s109]. De uitlokkende gebeurtenissen vinden vaak ver voor het daadwerkelijke optreden van symptomen plaats, wat het onderzoek bemoeilijkt [s108]. Bovendien kunnen genetische aanleg en omgevingsfactoren de invloed van stress op de ziekteontwikkeling modificeren [s108]. Daarom is het raadzaam om stress te verminderen om het algemene welzijn te verbeteren en potentieel negatieve effecten op het ziekteverloop te minimaliseren. Bewezen methoden voor stressmanagement zijn bijvoorbeeld ontspanningstechnieken zoals yoga of meditatie. Regelmatige lichaamsbeweging in de frisse lucht, voldoende slaap en een uitgebalanceerd dieet dragen ook bij aan het verminderen van stress. Een gestructureerde dagelijkse routine met vaste tijden voor werk, vrije tijd en ontspanning kan helpen om de dagelijkse druk te verlichten en stress te voorkomen. Prioriteiten stellen en taken delegeren waar mogelijk zijn verdere strategieën voor het omgaan met stress. Zo kan een vaste avondwandeling na het werk in de dagelijkse routine worden geïntegreerd om actief te ontspannen en stresshormonen af te bouwen. In plaats van zich met alle taken tegelijk bezig te houden, concentreert u zich op de belangrijkste en delegeert u taken waar mogelijk. Door te leren stressoren te herkennen en gericht tegen te gaan, kunt u uw levenskwaliteit positief beïnvloeden en zo ook het verloop van uw hypothyreoïdie ondersteunen. Het ontwikkelen van een individuele stressmanagementstrategie is een belangrijke stap naar meer welzijn. Ook het bewust waarnemen van stresssignalen van het lichaam, zoals spierspanning of slaapproblemen, en daar tijdig op reageren, zijn belangrijk om chronische stress te voorkomen. Een vast onderdeel van stressmanagement kan ook het aanleren van verschillende ademtechnieken zijn. Diep, bewust ademhalen kan in stresssituaties helpen om de lichamelijke spanning te verlichten en rust te vinden. Door dergelijke technieken in het dagelijks leven te integreren, bijvoorbeeld door korte ademhalingsoefeningen meerdere keren per dag, kan stress duurzaam worden verminderd.

Goed om te weten

Ademtechnieken

Ademtechnieken zijn methoden die bewuste ademhaling gebruiken om lichamelijke en geestelijke ontspanning te bevorderen. Bij hypothyreoïdie kunnen ademhalingsoefeningen helpen om stress te verminderen en symptomen zoals vermoeidheid en concentratieproblemen te verlichten. Diep buikademen is een voorbeeld van een eenvoudige ademtechniek.

Stressoren

Stressoren zijn factoren die stress kunnen veroorzaken. In de context van hypothyreoïdie is het belangrijk om stressoren te identificeren en te minimaliseren, aangezien stress de hormonale balans en het immuunsysteem kan beïnvloeden. Voorbeelden van stressoren zijn werkdruk, familiale conflicten of financiële zorgen.

Verdeling van stressfactoren bij hypothyreoïdie

Veelvoorkomende stressfactoren die van invloed zijn op mensen met hypothyreoïdie.

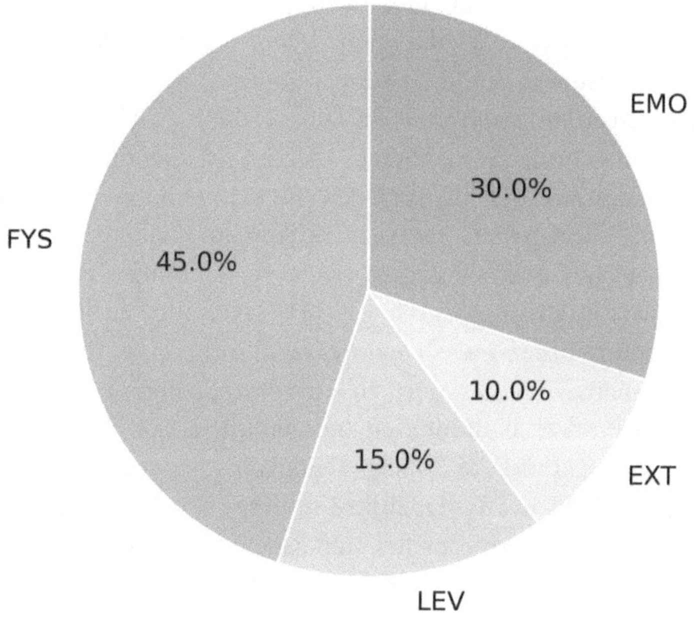

EMO: Emotionele stress (stemming, angst) EXT: Externe factoren (werk, relaties)
FYS: Fysieke symptomen (vermoeidheid, gewicht, etc.) LEV: Leefstijlaanpassingen (dieet, medicatie)

Het grootste deel van de stress wordt toegeschreven aan fysieke symptomen, wat de significante impact van vermoeidheid, gewichtsveranderingen en andere fysieke manifestaties van de aandoening benadrukt. Emotionele stress draagt een aanzienlijk deel bij, waarschijnlijk gerelateerd aan stemmingswisselingen en de uitdagingen van het omgaan met de aandoening. Aanpassingen in levensstijl die nodig zijn om hypothyreoïdie te beheersen, zoals dieetveranderingen en therapietrouw, vertegenwoordigen ook een merkbare stressfactor. Hoewel externe factoren bijdragen aan de algehele stress, laat de grafiek duidelijk de dominante rol zien van fysieke en emotionele stressoren die direct verband houden met hypothyreoïdie.

Slaaphygiëne

Goede slaap is essentieel voor het algemene welzijn, vooral bij een hypothyreoïdie, aangezien slaapstoornissen de symptomen kunnen verergeren [s110]. Slaaphygiëne beschrijft maatregelen ter verbetering van de slaapkwaliteit. Frequent dutten overdag, overmatige bedtijden, gebrek aan beweging overdag, sporten in de late avond, onvoldoende lichtinval overdag en het gebruik van cafeïne, alcohol of nicotine in de avond kunnen de slaap negatief beïnvloeden [s111]. Ook zware maaltijden kort voor het slapengaan, televisie kijken of andere stimulerende activiteiten 's nachts, evenals zorgen en de verwachting slecht te slapen, kunnen leiden tot slaapstoornissen [s111]. Vermijd deze verstorende factoren en optimaliseer uw slaapomgeving: zorg voor duisternis, rust en een aangename temperatuur in de slaapkamer. Een regelmatig slaapschema met vaste bedtijden en opstaantijden, ook in het weekend, ondersteunt de natuurlijke slaap-waakcyclus. Integreer voldoende beweging en daglicht in uw dagelijkse routine, maar vermijd intensieve lichamelijke activiteit kort voor het slapengaan. Ontspanningstechnieken zoals meditatie of autogenes_training kunnen ook helpen om tot rust te komen en beter in slaap te vallen [s112]. Bij aanhoudende slaapproblemen is het raadzaam professionele hulp te zoeken om mogelijke onderliggende oorzaken te verhelderen [s110]. Een gestructureerde dagelijkse routine met voldoende beweging en ontspanningstechnieken kan de slaaphygiëne positief beïnvloeden en zo bijdragen aan een betere slaap. Als jongeren last hebben van slaapstoornissen, is het bijzonder belangrijk om op regelmatige slaap- en eetmomenten te letten en het gebruik van schermen voor het slapengaan te beperken [s113]. De puberteit brengt hormonale veranderingen met zich mee die het slaap-waakritme beïnvloeden en tot slaaptekort kunnen leiden [s113]. Dit kan een negatieve invloed hebben op de schoolprestaties, het gedrag en de stemming [s113].

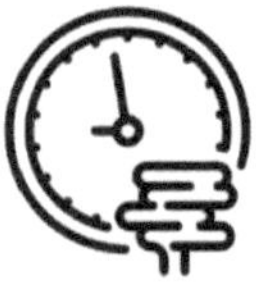

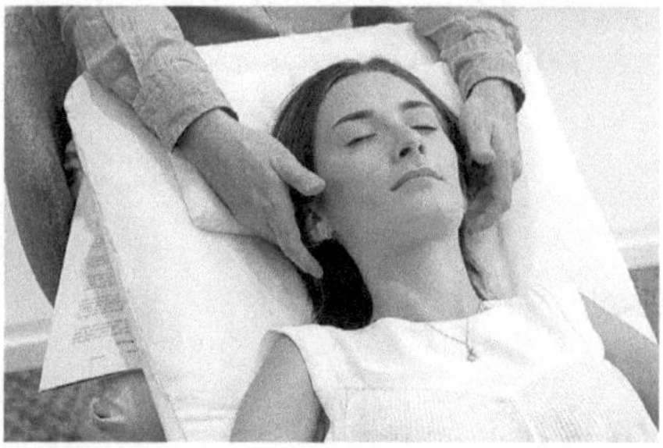

Ontspanningstechnieken [i51]

Goed om te weten

Slaapstoornis

Slaapstoornissen kunnen een symptoom van hypothyreoïdie zijn en zich uiten in de vorm van inslaapproblemen, doorslaapproblemen of vroeg wakker worden. Aanhoudend slaaptekort kan de symptomen van hypothyreoïdie verergeren en leiden tot verdere gezondheidsproblemen.

Invloed op slaapkwaliteit

Effect van factoren op de slaap

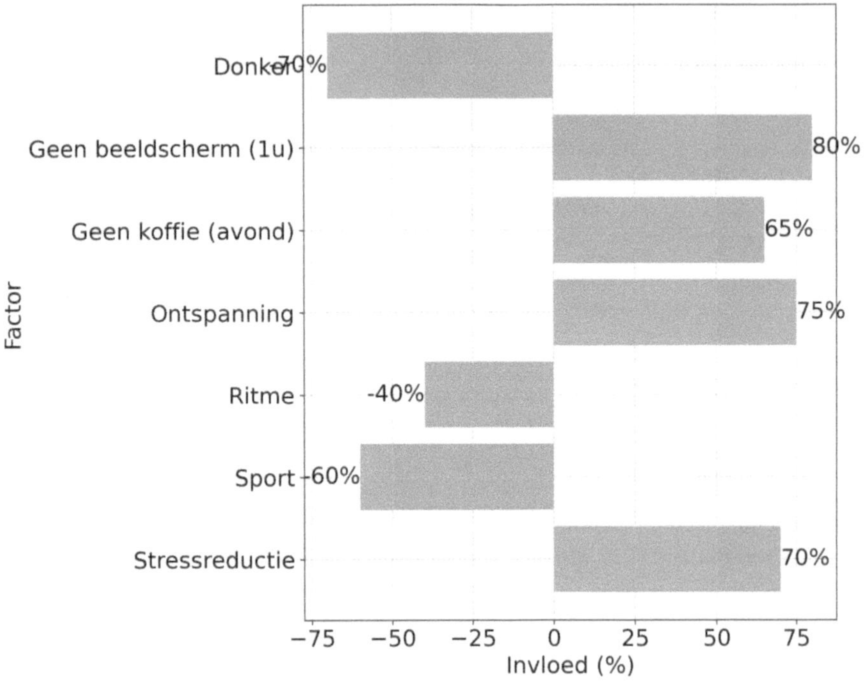

DONK: Donker
GEEN B: Geen beeldscherm (1u)
GEEN K: Geen koffie (avond)
ONT: Ontspanning
RIT: Ritme
SPO: Sport
STRR: Stressreductie

De grafiek visualiseert de invloed van verschillende factoren op de slaapkwaliteit. Een hoge waarde duidt op een sterke positieve invloed op een gezonde slaap. Sport en ontspanningstechnieken laten een significante positieve invloed zien, terwijl stress en schermtijd voor het slapengaan een negatieve invloed hebben. Cafeïne in de avond heeft een matige negatieve invloed. Het optimaliseren van deze factoren kan de slaapkwaliteit verbeteren en dus een positief effect hebben op de omgang met een te traag werkende schildklier.

Dagelijks ritme

Een constante dagelijkse ritme kan bijzonder nuttig zijn voor mensen met een hypothyreoïdie, omdat het de natuurlijke hormoonproductie ondersteunt en zo de stofwisseling stabiliseert. De circadiaanse ritme, onze interne klok, regelt onder andere de afgifte van het schildklierstimulerend hormoon (TSH), dat de schildklier aanzet tot hormoonproductie [s114]. TSH wordt voornamelijk 's avonds en 's nachts vrijgegeven [s114]. Een gereguleerd slaap-waakritme zorgt ervoor dat dit proces optimaal verloopt. Chronische verstoringen van het circadiaanse ritme, zoals die optreden bij ploegendiensten of onregelmatige bedtijden, kunnen dit proces verstoren en op lange termijn de gezondheid in gevaar brengen [s114]. Ook slaaptekort kan de TSH-afgifte beïnvloeden en leiden tot verhoogde waarden in de ochtend [s114]. Naast de TSH-productie beïnvloedt de interne klok ook de receptoren voor schildklierhormonen in het lichaam [s114]. Deze receptoren zijn de aanhechtingspunten voor de hormonen in de lichaamscellen en zijn dus essentieel voor hun werking. Een stabiele dagelijkse ritme ondersteunt dus niet alleen de hormoonproductie, maar ook de hormoonwerking in het lichaam. Wie bijvoorbeeld door ploegendiensten een onregelmatig slaapritme heeft, kan proberen de negatieve effecten te verminderen door vaste bedtijden

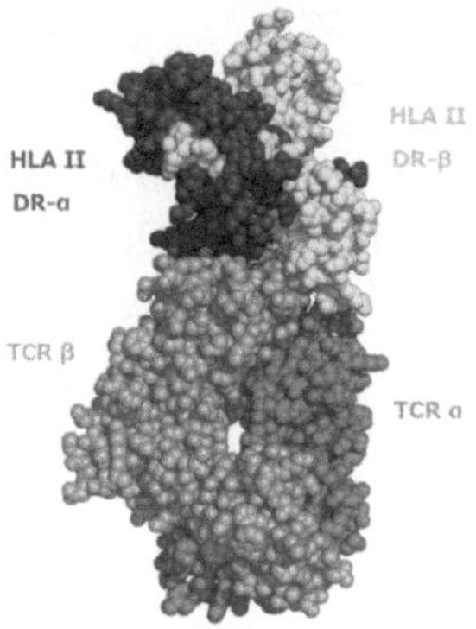

Receptor [i52]

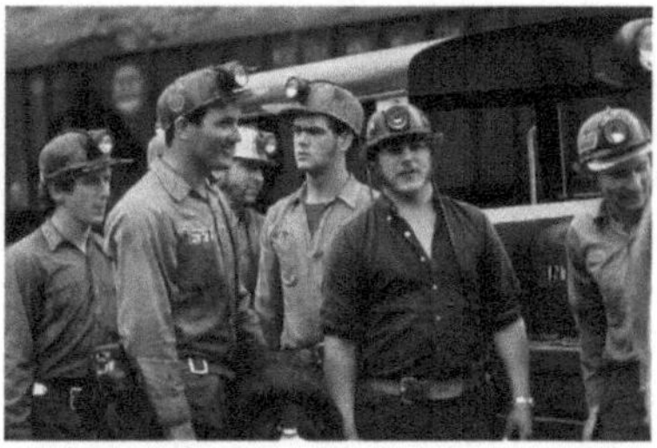

ploegendienst [i53]

op vrije dagen en door de slaapomgeving te optimaliseren – zoals het verduisteren van de slaapkamer. Regelmatige lichaamsbeweging en een uitgebalanceerd dieet kunnen ook bijdragen aan het stabiliseren van het circadiaanse ritme en het ondersteunen van de schildklierfunctie. Integreer vaste routines voor maaltijden, beweging en ontspanning in uw dagelijks leven om het lichaam te ondersteunen bij de regulatie van de hormoonhuishouding.

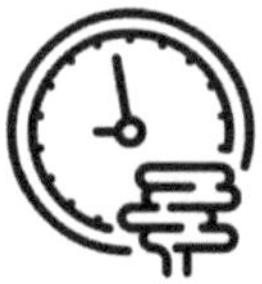

Goed om te weten

Circadiaanse ritme

Het circadiaanse ritme is de natuurlijke, ongeveer 24-uurs cyclus van het lichaam die veel fysiologische processen reguleert. Bij hypothyreoïdie kan het handhaven van een stabiel circadiaans ritme door regelmatige bedtijden en maaltijden bijdragen aan het stabiliseren van de hormoonhuishouding en het verlichten van symptomen.

Ploegendiensten

Ploegendiensten, met hun onregelmatige werktijden, kunnen het circadiaanse ritme verstoren en de hormoonproductie beïnvloeden. Dit kan de symptomen van hypothyreoïdie verergeren, omdat het lichaam moeite heeft om een evenwichtige hormoonhuishouding te handhaven. Strategieën om de effecten van ploegendiensten te minimaliseren, zoals het creëren van een consistent slaapplan op vrije dagen en het optimaliseren van de slaapomgeving, kunnen bijzonder belangrijk zijn voor mensen met hypothyreoïdie.

Receptoren

Receptoren zijn speciale eiwitten op het oppervlak of in het binnenste van cellen waaraan hormonen zoals schildklierhormonen kunnen binden. Deze binding veroorzaakt een specifieke reactie in de cel. Een stabiel circadiaans ritme kan de gevoeligheid van de receptoren voor schildklierhormonen positief beïnvloeden en zo de hormoonwerking in het lichaam verbeteren.

Dagelijks activiteitenniveau

Typisch dagelijks activiteitenpatroon voor iemand die hypothyreoïdie beheert met aanpassingen in levensstijl.

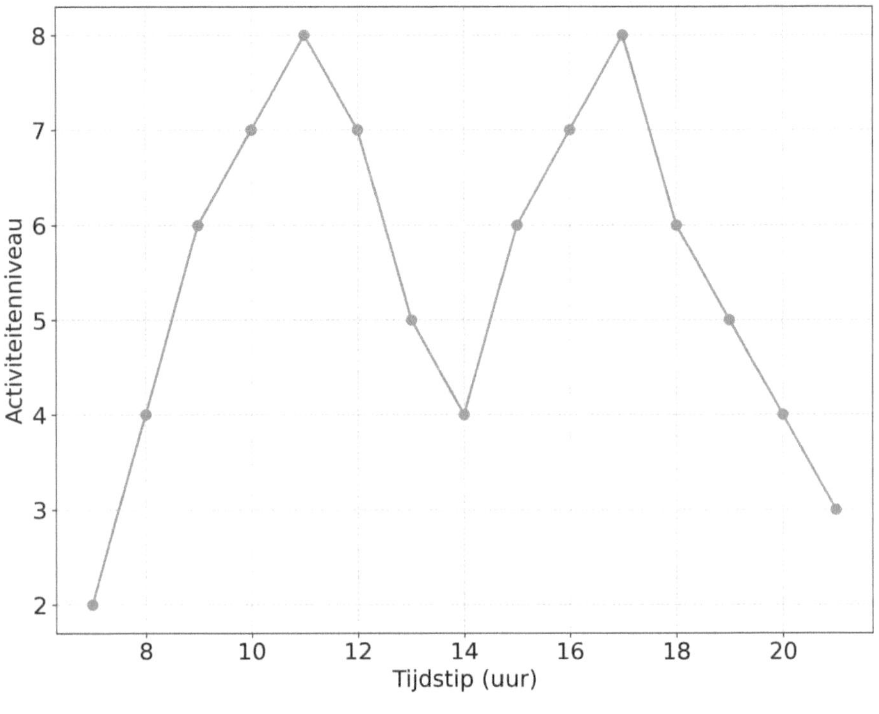

Deze grafiek illustreert een evenwichtige benadering van dagelijkse activiteiten, cruciaal voor het beheersen van hypothyreoïdie. De geleidelijke stijging en daling van de activiteit vermijdt overinspanning en bevordert een consistent energieniveau. De dip in het midden van de dag zorgt voor rust en herstel, terwijl de activiteit 's avonds ontspanning voor het slapengaan stimuleert. Dit patroon ondersteunt een gezond cortisolritme en bevordert een betere slaapkwaliteit, essentieel voor de schildklierfunctie.

Concrete adviezen

- Maak uw dagelijks leven zo dat u meerdere keren per dag korte momenten van stilte vindt om uw innerlijke balans te versterken en uw schildklier te ondersteunen.
- Ontwikkel een persoonlijk ochtendritueel dat u helpt positief en vol energie de dag te beginnen en uw schildklier optimaal voor te bereiden op de eisen van de dag.
- Houd een 'welzijnsdagboek' bij en noteer dagelijks welke activiteiten en ervaringen u goed doen en uw schildklier positief beïnvloeden.
- Experimenteer met verschillende meditatie- en mindfulness-oefeningen en ontdek welke methoden u het beste helpen om stress te verminderen en uw schildklier te ondersteunen.
- Ontwikkel een avondroutine die u helpt tot rust te komen, stress te verminderen en uw schildklier voor te bereiden op de nachtelijke regeneratiefase.
- Vier uw successen en beloon uzelf voor positieve veranderingen in uw levensstijl die uw schildkliergezondheid ondersteunen.

5. 3 Zelfzorg

Schildklieronderfunctie beïnvloedt het lichaamsbeeld en het welzijn. Symptomen zoals gewichtstoename en veranderingen in de huid kunnen het zelfvertrouwen aantasten. Zelfzorg biedt strategieën om de eigen lichaamsperceptie positief te veranderen en het lichaam als bondgenoot in het genezingsproces te zien. Herstel is essentieel bij schildklieronderfunctie. Het lichaam heeft gerichte ondersteuning nodig om de stofwisselingsprocessen te optimaliseren en energiereserves weer aan te vullen. Gezondheidsmonitoring helpt om het ziekteverloop te volgen en de therapie individueel aan te passen. De actieve documentatie van symptomen, bloedwaarden en leefgewoonten stelt u in staat om uw gezondheid zelfbepaald vorm te geven. Ontdek in de volgende secties concrete maatregelen om uw zelfzorg te versterken, uw herstel te bevorderen en uw gezondheidsmonitoring te optimaliseren.

Zelfzorg bij hypothyreoïdie betekent je eigen lichaam te accepteren, naar de signalen te luisteren en actief bij te dragen aan het verbeteren van het welzijn.

Lichaamsbewustzijn

Een hypothyreoïdie kan het lichaamsbeeld beïnvloeden. Gewichtstoename, vochtretentie en veranderingen in huid en haar zijn veelvoorkomende symptomen die het zelfvertrouwen kunnen aantasten. In plaats van je te concentreren op deze veranderingen, is het nuttig om de perceptie van je eigen lichaam opnieuw uit te lijnen. Het lichaam verricht elke dag ongelooflijke dingen, reguleert complexe processen en stelt ons in staat om deel te nemen aan het leven. Dit perspectief kan helpen om de focus van vermeende tekortkomingen naar de functionaliteit en kracht van het lichaam te verschuiven. Accepteer je lichaam in zijn huidige staat, ook met de veranderingen die door de aandoening zijn veroorzaakt. Dit betekent niet dat je de symptomen moet negeren, maar dat je ze met zelfcompassie moet benaderen. Behandel jezelf zoals je een goede vriend zou behandelen: met begrip en ondersteuning. Focus op de positieve aspecten van je lichaam. Misschien heb je sterke benen die je veilig door de dag dragen, of vaardige handen waarmee je creatief bezig bent. Richt je aandacht bewust op deze sterke punten en ontwikkel een dankbaarheid voor wat je lichaam doet. Lichamelijke activiteit kan de lichaamsbewustzijn verbeteren, zelfs bij hypothyreoïdie. Zachte beweging zoals Yoga, pilates of wandelingen in de natuur bevorderen de bloedsomloop, versterken de spieren en hebben een positieve invloed op de stemming. Vind een activiteit die je plezier brengt en die je regelmatig in je dagelijkse routine kunt integreren. Slechts 15 minuten beweging per dag kunnen een merkbaar verschil maken. Het gaat niet om prestatie, maar om welzijn en de verbinding met je eigen lichaam. Kleding speelt ook een rol in de lichaamsbewustzijn. Draag kleding waarin je je prettig voelt en die je lichaamsvorm positief accentueert. Experimenteer met verschillende snits en kleuren om te ontdekken wat je staat en je zelfvertrouwen versterkt. Vermijd te strakke of te losse kleding die de lichaamsproporties onvoordelig kan laten lijken. Let in plaats daarvan op comfortabele stoffen en snits die je silhouet zacht omarmen. Een goed zittende outfit kan het zelfvertrouwen vergroten en de positieve lichaamsbewustzijn ondersteunen. De media vormen ons beeld van het ideale lichaam. Perfecte, vaak bewerkte beelden in tijdschriften en sociale media kunnen leiden tot onrealistische verwachtingen en vergelijkingen die het zelfbeeld negatief beïnvloeden. Verminder het verbruik van dergelijke media en volg in plaats daarvan accounts die Body Positivity en zelfacceptatie bevorderen. Omring jezelf met positieve invloeden die je helpen je lichaam te waarderen en je er prettig in te voelen.

achtsamkeitsuebungen kunnen ook bijdragen aan het verbeteren van de lichaamsbewustzijn. Neem regelmatig de tijd om naar binnen te luisteren en je lichaamsgevoelens bewust waar te nemen. Voel de adem, de temperatuur van de huid, het contact van je voeten met de grond. Deze oefeningen helpen de verbinding met je eigen lichaam te versterken en het als een waardevol deel van jezelf te accepteren. Vergelijk jezelf niet met anderen. Elk lichaam is uniek en heeft zijn eigen verhaal. Focus op je individuele vooruitgangen en successen, in plaats van jezelf te meten aan onrealistische idealen. Vier kleine stappen en erken de positieve veranderingen die je in je lichaamsbewustzijn bereikt. De weg naar zelfacceptatie is een proces dat tijd en geduld vereist. Wees mild voor jezelf en gun jezelf pauzes wanneer je die nodig hebt. Omring jezelf met mensen die je steunen en je positieve energie geven. Een sterk sociaal netwerk kan je helpen om moeilijke periodes te doorstaan en je zelfvertrouwen te versterken. Professionele ondersteuning kan ook nuttig zijn om de lichaamsbewustzijn te verbeteren en om te gaan met de emotionele gevolgen van een hypothyreoïdie. Een therapeut of adviseur kan je individuele strategieën en technieken aanreiken om je zelfbeeld te versterken en een positief lichaamsgevoel te ontwikkelen.

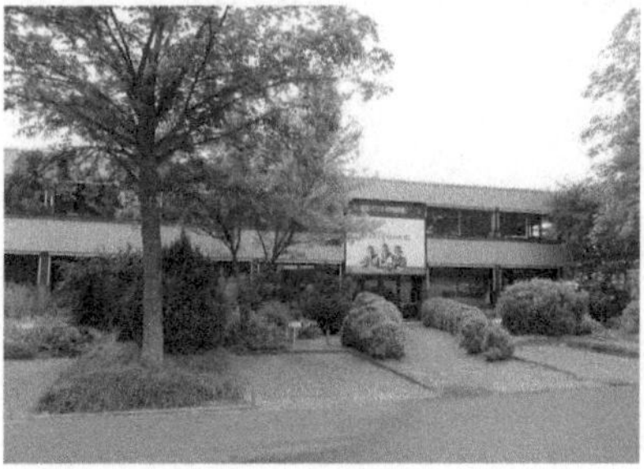

Zelfcompassie [i54]

Lichaamsbewustzijn en zelfzorg bij hypothyreoïdie

Intensiteit van klachten in relatie tot lichaamsdeel en zelfzorginspanning.

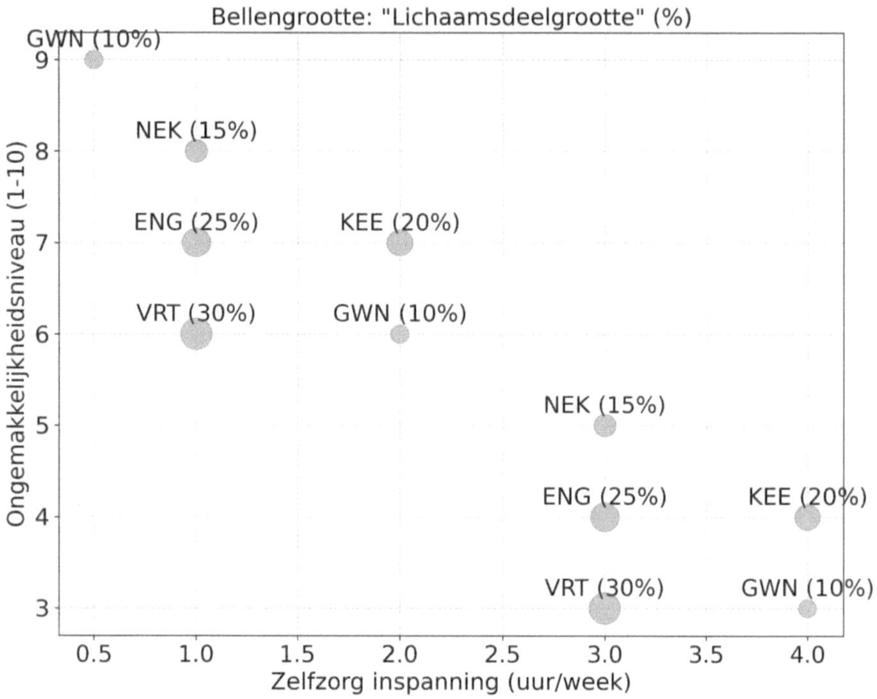

Blasengröße: Lichaamsdeelgrootte (%)

ENG: Energieniveau

GWN: Gewrichten

KEE: Keel

NEK: Nek

VRT: Vertering

De grafiek benadrukt een correlatie tussen zelfzorginspanning en verminderde symptoomintensiteit in verschillende lichaamsdelen. Gebieden met hogere zelfzorg vertonen een tendens naar lager gerapporteerd ongemak. Met name sommige regio's ervaren een aanzienlijke verbetering met verhoogde inspanning, terwijl andere afnemende opbrengsten vertonen, wat suggereert dat er behoefte is aan gerichte benaderingen.

Regeneratie

Regeneratie bij hypothyreoïdie betekent het lichaam de middelen te geven die het nodig heeft voor zijn functies. Een verstoorde hormonale balans vertraagt stofwisselingsprocessen, wat invloed heeft op energieniveau, slaap en celvernieuwing. Voldoende slaap is essentieel, omdat het lichaam in de slaap belangrijke herstelprocessen uitvoert en hormonen reguleert. Streef naar 7-9 uur slaap per nacht en creëer een slaapbevorderende omgeving met gedimd licht en een aangename temperatuur. Een constante slaaproutine, dus elke dag op dezelfde tijd naar bed gaan en opstaan, ondersteunt het natuurlijke bioritme. Ook overdag heeft het lichaam rustperiodes nodig. Korte pauzes in het dagelijks leven, zoals een paar minuten meditatie of bewust ademhalen, kunnen helpen om stress te verminderen en de energie weer op te laden. Ontspanningstechnieken zoals progressive_muskelentspannung of autogenes_training kunnen de innerlijke rust bevorderen en de slaap verbeteren. Een evenwichtige voeding voorziet het lichaam van voedingsstoffen die essentieel zijn voor de regeneratie. Zorg voor een voldoende inname van vitamines en mineralen, met name jodium, selenium, zink en ijzer, die belangrijk zijn voor de productie van schildklierhormonen. Vers fruit en groenten, volle granen en gezonde vetten zouden de basis van uw voeding moeten vormen. Vermijd sterk bewerkte voedingsmiddelen, suiker en ongezonde vetten die het lichaam belasten en ontstekingsprocessen kunnen bevorderen. Een regelmatige controle bij de arts helpt om tekortkomingen vast te stellen en gericht te behandelen. Naast slaap en voeding draagt gematigde lichamelijke activiteit bij aan de regeneratie. Beweging bevordert de doorbloeding, versterkt het immuunsysteem en heeft een positieve invloed op de hormonale balans en de stemming. Vind een sport die u leuk vindt, zoals zwemmen, wandelen of dansen. Pas de intensiteit aan uw energieniveau aan en vermijd overbelasting. Zelfs korte wandelingen in de frisse lucht kunnen verkwikkend zijn en de regeneratie ondersteunen. Integreer regelmatig beweging in uw dagelijks leven, zoals traplopen in plaats van de lift nemen of met de fiets naar het werk gaan. Zorg ervoor dat u uw lichaam voldoende tijd geeft om te herstellen na lichamelijke activiteit. Massages kunnen spanningen verlichten en de doorbloeding bevorderen. Warmte, zoals een warm bad of een warmwaterkruik, kan spierpijn verlichten. Aandacht in het dagelijks leven, zoals bewust eten of aandachtig luisteren, helpt om stress te verminderen en de waarneming van de eigen behoeften te scherpen. Luister naar de signalen van uw lichaam en gun uzelf rust wanneer u moe bent. Regeneratie is een individueel proces. Experimenteer met verschillende methoden en ontdek wat het beste voor u werkt. Een dagboek kan nuttig zijn om voortgang te documenteren en patronen te herkennen. Als u zich overweldigd voelt, zoek dan ondersteuning bij een arts, therapeut of zelfhulpgroep.

Goed om te weten

Hormonale balans

Een evenwichtige hormonale balans is belangrijk voor de schildklierfunctie en de algehele stofwisseling. Bij hypothyreoïdie kan de hormonale balans uit balans raken, wat invloed kan hebben op verschillende lichaamsfuncties. Een gerichte behandeling van hypothyreoïdie kan helpen om de hormonale balans weer in evenwicht te brengen.

Stofwisselingsprocessen

De stofwisselingsprocessen in het lichaam zijn nauw verbonden met de schildklierfunctie. Een hypothyreoïdie kan de stofwisseling vertragen en leiden tot verschillende symptomen zoals vermoeidheid, gewichtstoename en koudegevoeligheid. Door een aangepaste behandeling en een gezonde levensstijl kunnen de stofwisselingsprocessen weer worden gestimuleerd.

Tekortkomingen

Tekortkomingen aan bepaalde voedingsstoffen, zoals jodium, selenium, zink en ijzer, kunnen de schildklierfunctie beïnvloeden en de symptomen van hypothyreoïdie verergeren. Een evenwichtige voeding en eventueel het innemen van voedingssupplementen kunnen helpen om tekortkomingen aan te vullen.

Effectiviteit van regeneratiepraktijken voor hypothyreoïdie management

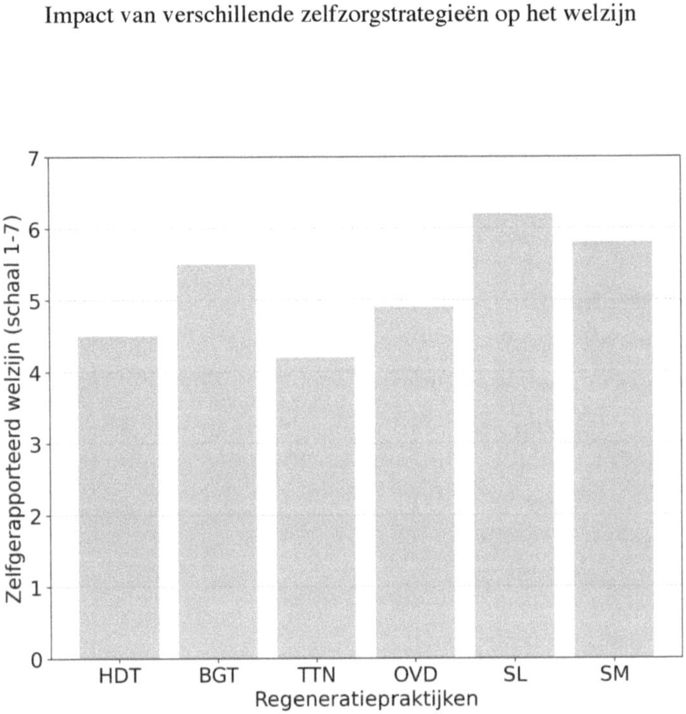

BGT: Bewuste beweging (yoga, tai chi)

HDT: Hydratatie (8+ glazen/dag)

OVD: Optimale voeding

SL: Geprioriteerde slaap (7-9 uur)

SM: Actief stressmanagement

TTN: Tijd in de natuur

De gegevens suggereren dat het prioriteren van slaap, stressmanagement en bewuste beweging aanzienlijk bijdraagt aan een verbeterd welzijn voor personen die hypothyreoïdie beheersen. Hoewel voeding een cruciale rol speelt, lijkt de impact ervan minder uitgesproken in deze visualisatie, mogelijk wijzend op de complexiteit van voedingsaanpassingen en individuele reacties. Focussen op holistische praktijken die zowel mentaal als fysiek welzijn omvatten, levert de meest merkbare positieve effecten op.

Gezondheidsmonitoring

Gezondheidsmonitoring bij hypothyreoïdie omvat de regelmatige observatie van verschillende parameters om het ziekteverloop te volgen en de therapie aan te passen. Naast de medische controle spelen zelfobservatie en documentatie een belangrijke rol. Noteer uw symptomen, hun intensiteit en eventuele veranderingen. Een symptoomdagboek kan waardevolle informatie voor de arts opleveren en de therapie optimaliseren. Tot de relevante symptomen behoren bijvoorbeeld vermoeidheid, concentratieproblemen, stemmingswisselingen, constipatie, gewichtsschommelingen en temperatuurgevoeligheid. Volg ook uw menstruatiecyclus, indien van toepassing, aangezien schildklierhormonen deze kunnen beïnvloeden. De schildklierwaarden TSH, fT3 en fT4 vormen de basis van het monitoring. De TSH-waarde geeft informatie over de activiteit van de hypofyse, die de schildklier aanstuurt. fT3 en fT4 weerspiegelen de hoeveelheid actieve schildklierhormonen in het bloed. De optimale dosering van de schildklierhormonen wordt individueel vastgesteld en aangepast op basis van de bloedwaarden en de symptomen. Regelmatige bloedcontroles, meestal elke 6-12 weken aan het begin van de therapie en later elke 6-12 maanden, zijn noodzakelijk om de waarden binnen het normale bereik te houden. Bespreek de resultaten van uw bloedwaarden altijd met uw arts om de therapie indien nodig aan te passen. Naast de schildklierwaarden kunnen andere bloedparameters relevant zijn om tekorten of bijkomende aandoeningen te herkennen. Dit omvat bijvoorbeeld ijzer, ferritine, vitamine B12, vitamine D, foliumzuur en voedingsstoffen zoals selenium en zink, die belangrijk zijn voor de schildklierfunctie. Een tekort aan voedingsstoffen kan de symptomen van hypothyreoïdie verergeren. Zo kan bijvoorbeeld een ijzertekort leiden tot verhoogde vermoeidheid en lusteloosheid. Bespreek met uw arts of aanvullende bloedonderzoeken zinvol zijn. Documenteer naast de bloedwaarden en symptomen ook factoren die uw welzijn beïnvloeden. Dit omvat onder andere uw voeding, lichamelijke activiteit, stressniveau en slaapkwaliteit. Deze informatie kan u en uw arts helpen om verbanden te herkennen en de therapie te optimaliseren. Als u bijvoorbeeld merkt dat bepaalde voedingsmiddelen uw symptomen verergeren, kunt u deze vermijden en zo uw welzijn verbeteren. Ook stressmanagementtechnieken zoals yoga, meditation of autogenes_training kunnen een positieve invloed hebben op het ziekteverloop. Door regelmatige lichaamsbeweging kunt u uw stofwisseling stimuleren en uw energie verhogen. Zorg voor voldoende slaap om uw lichaam de nodige regeneratie te bieden. Gezondheidsmonitoring vereist actieve deelname en continue zelfobservatie. Door de documentatie van uw symptomen, bloedwaarden en levensgewoonten krijgt u een overzicht van uw gezondheidstoestand en kunt u actief bijdragen aan uw herstel. De samenwerking met uw arts is daarbij essentieel om de therapie individueel aan te passen en uw welzijn te verbeteren. Een gestructureerde aanpak, bijvoorbeeld met een digitale gezondheidsapp, kan de documentatie vergemakkelijken en waardevolle analyses bieden. Zo krijgt u een duidelijk overzicht van uw voortgang en kunt u potentiële problemen vroegtijdig herkennen.

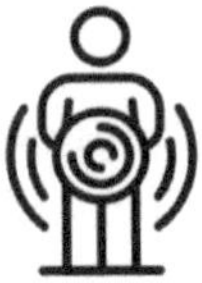

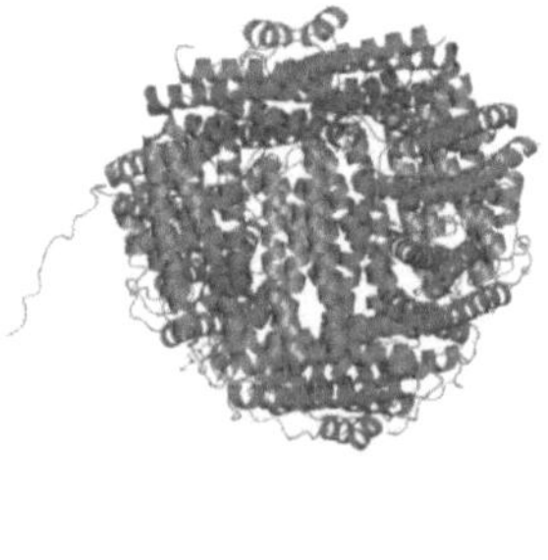

Ferritine [i55]

Goed om te weten

Ferritine

Een eiwit dat ijzer opslaat. De ferritinewaarde in het bloed geeft informatie over de ijzervoorraden in het lichaam, die bij hypothyreoïdie aangetast kunnen zijn.

Monitoring

Regelmatige monitoring en documentatie van gezondheidsgegevens om veranderingen vroegtijdig te herkennen en de behandeling bij hypothyreoïdie aan te passen.

Symptoomdagboek

Een dagboek waarin symptomen, hun intensiteit en duur worden vastgelegd om patronen en triggers in verband met hypothyreoïdie te identificeren.

TSH

Een hormoon dat door de hypofyse wordt geproduceerd en de schildklier stimuleert. De TSH-waarde wordt in het bloed gemeten om de schildklierfunctie te beoordelen.

Verdeling Gezondheidsmonitoring

Verdeling van zelfcontroleparameters voor hypothyreoïdie management.

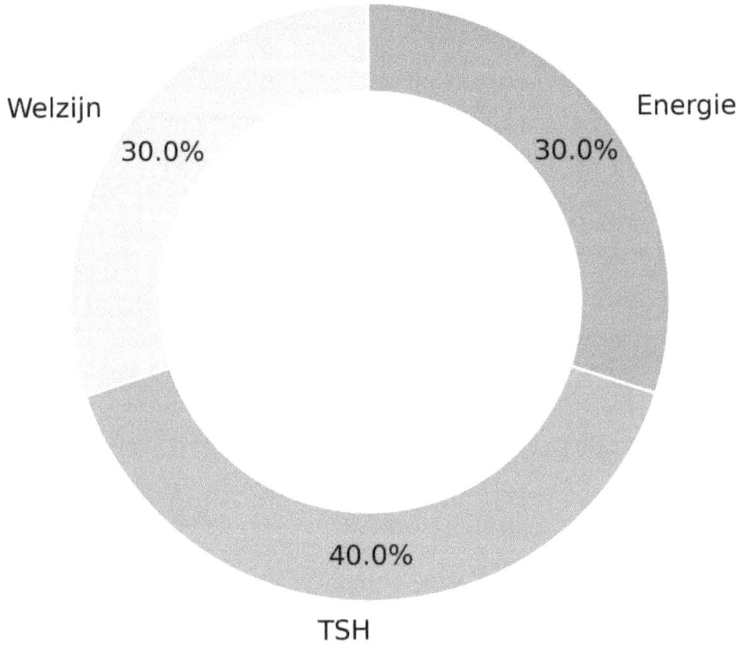

- ENG: Energie
- TSH: TSH-waarden
- WLB: Welzijn

Hoewel TSH-waarden cruciaal zijn, houdt een holistische benadering rekening met welzijn en energieniveaus, wat het belang benadrukt van individuele behandelingsaanpassingen op basis van het volledige beeld van symptomen en objectieve metingen.

Concrete adviezen

- Verbind uw dagelijkse medicijninname met een kort moment van mindfulness en voel hoe de tablet uw lichaam ondersteunt.
- Creëer een persoonlijke geurmix van etherische oliën die u herinnert aan uw welzijn en kracht en gebruik deze dagelijks.
- Schrijf uzelf een liefdevolle brief waarin u uw vooruitgang en sterke punten waardeert, vooral in de omgang met uw hypothyreoïdie.
- Ontwikkel een klein gebaar dat u herinnert aan uw zelfzorg en gebruik het meerdere keren per dag als anker in uw dagelijks leven.
- Verzamel inspirerende citaten of afbeeldingen die u herinneren aan uw kracht en uw vermogen tot zelfzorg en plaats ze zichtbaar in uw omgeving.
- Neem dagelijks de tijd voor een korte fantasietrip waarin u zich gezond en vol energie voelt.
- Kies een "krachtobject" dat u herinnert aan uw bronnen en uw vermogen tot zelfzorg en draag het bij u.
- Ontwikkel een persoonlijk mantra dat uw zelfzorg versterkt en spreek het meerdere keren per dag hardop of in stilte uit.
- Creëer een "welzijnsgeluid", zoals natuurgeluiden of uw favoriete muziek, en gebruik het om in stressvolle situaties uw innerlijke rust terug te vinden.
- Integreer kleine bewegingsmomenten in uw dagelijks leven, zoals op één been staan tijdens het tandenpoetsen, om uw balans en lichaamsbewustzijn te bevorderen.
- Ontwikkel een ritueel dat het einde van de dag markeert en u helpt los te laten en u voor te bereiden op de nachtelijke regeneratie.
- Geef uzelf regelmatig de toestemming om niets te doen en gewoon te zijn, om uw energiereserves aan te vullen.

Terugblik - 5. Begeleidende maatregelen

Een holistische behandelingsaanpak bij hypothyreoïdie vereist naast medicamenteuze therapie aanvullende maatregelen die uw welzijn verhogen en uw herstel actief ondersteunen. De weg naar meer energie en levenskwaliteit loopt via de bewuste vormgeving van uw levensstijl, van voeding tot beweging en stressmanagement, tot lichaamsbewustzijn en regeneratie. Het is belangrijk om individuele strategieën te ontwikkelen die passen bij uw behoeften en uw levenssituatie.

Begin met het optimaliseren van uw stofwisseling. Een koolhydraatarm dieet kan, in overleg met uw arts of een diëtist, helpen om uw stofwisseling te stimuleren en uw gewicht te reguleren. Integreer regelmatige beweging in uw dagelijkse routine. Een uitgebalanceerd trainingsschema met uithoudings- en krachttraining versterkt uw spieren, verhoogt uw basaal metabolisme en verbetert uw cardiovasculaire fitheid. Begin langzaam en verhoog de intensiteit geleidelijk om overbelasting te voorkomen. Een voedingsdagboek kan u helpen uw eetgewoonten te analyseren en ongunstige patronen te herkennen. Documenteer wat, wanneer en hoeveel u eet, evenals uw stemming en activiteitsniveau. Deze informatie biedt waardevolle inzichten voor het aanpassen van uw voedingsstrategie.

Stressmanagement speelt een cruciale rol bij de behandeling van hypothyreoïdie. Chronische stress kan uw immuunsysteem en hormonale balans negatief beïnvloeden. Ontspanningstechnieken zoals yoga, meditatie of autogene training helpen u om stress te verminderen en uw innerlijke rust te vinden. Zorg voor een goede slaap hygiëne. Creëer een slaapbevorderende omgeving, vermijd cafeïne en alcohol in de avond en stel een regelmatig slaapschema in. Een constante dagelijkse routine ondersteunt uw lichaamseigen hormoonproductie en stabiliseert uw stofwisseling. Probeer vaste tijden voor maaltijden, beweging en ontspanning aan te houden, ook als uw werktijden onregelmatig zijn.

Cultiveer een positieve lichaamsperceptie. Accepteer uw lichaam in zijn huidige staat en concentreer u op zijn sterke punten. Zachte beweging, aandachtige aanraking en comfortabele kleding kunnen u helpen zich beter in uw lichaam te voelen. Verminder het verbruik van media die onrealistische schoonheidsidealen propageren. Mindfulness-oefeningen ondersteunen u bij het bewust waarnemen van uw lichaamsgevoelens en het ontwikkelen van een positief lichaamsgevoel. Regeneratie is een belangrijk onderdeel van de holistische behandeling. Geef uw lichaam de tijd en de middelen die het nodig heeft om te herstellen. Voldoende slaap, een uitgebalanceerd dieet, gematigde beweging en ontspanningstechnieken bevorderen uw regeneratie en versterken uw veerkracht. Het regelmatig monitoren van uw gezondheidsgegevens, inclusief uw schildklierwaarden, symptomen en levensgewoonten, stelt u en uw arts in staat om de therapie optimaal aan te passen en uw voortgang te volgen.

De uitvoering van deze aanvullende maatregelen vereist tijd, geduld en zelfdiscipline. Wees mild voor uzelf als u tegenslagen ervaart. Vier uw successen, hoe klein ze ook mogen lijken. Elke stap die u zet richting een gezondere levensstijl is een waardevolle bijdrage aan uw welzijn en herstel. Met een holistische aanpak en de ondersteuning van uw arts kunt u de uitdagingen van hypothyreoïdie overwinnen en uw levenskwaliteit duurzaam verbeteren.

Gratis extra aanbiedingen gepland

We zijn verheugd u in de toekomst gratis aanvullende materialen voor dit boek te kunnen aanbieden:

- Een exclusief bonushoofdstuk met extra inhoud
- Een compacte samenvatting van het hele boek in PDF-formaat
- Een hoorspelversie (In Planning)

De publicatie van deze materialen staat gepland voor 2025.
U bent van harte welkom om onze website vandaag al te bezoeken. Zodra onze nieuwsbriefservice start (verwacht in 2025), kunt u zich daar registreren voor updates en mist u geen nieuws over de gratis extra aanbiedingen.

www.SaageBooks.com/nl/
schildklieraandoeningen_begrijpen_en_behandelen-bonus-LWS2B
Q

Beste lezers,

Wij voelen ons zeer vereerd dat u de tijd heeft genomen om ons boek van begin tot eind te lezen. Het is onze grootste wens om u waardevolle inzichten en praktische begeleiding te bieden. Uw vertrouwen in ons werk betekent veel voor ons. Wij hopen dat het lezen verrijkend voor u was. Als u vragen of suggesties heeft, neem dan gerust contact met ons op via onze website.

Als u dit boek heeft gewaardeerd, zouden wij een eerlijke recensie zeer op prijs stellen. U kunt uw eerlijke beoordeling eenvoudig achterlaten op het verkoopplatform waar u het boek heeft gekocht.
Bedankt voor uw steun!

Bendis Saage

Saage Media GmbH - Team

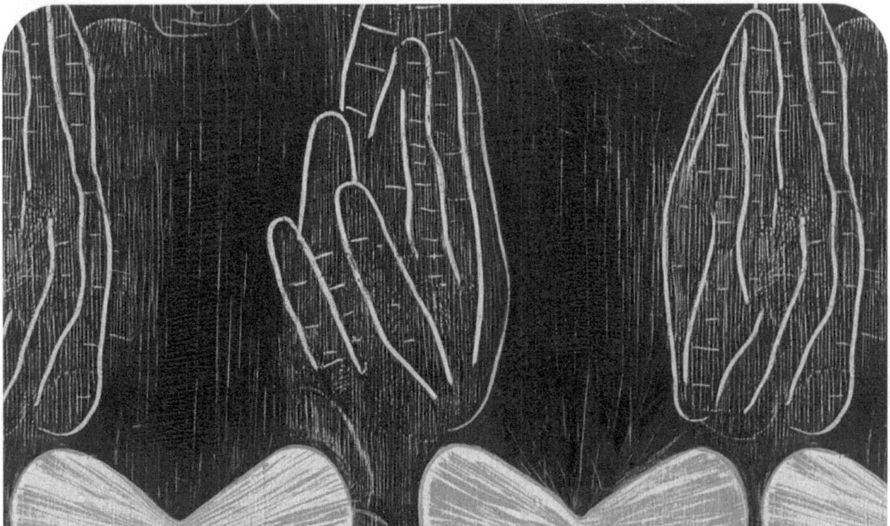

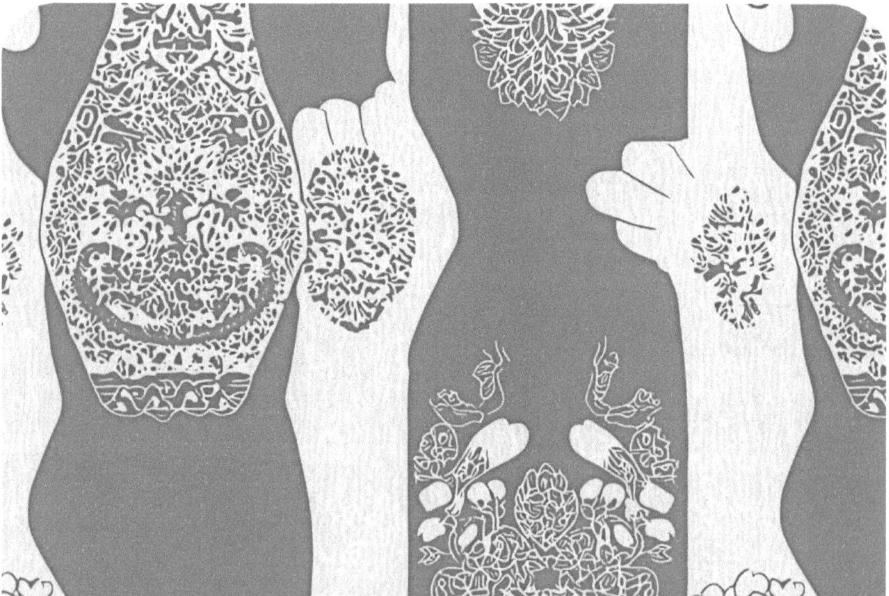

Bronnen

Onze oprechte dank gaat uit naar alle auteurs van de geciteerde wetenschappelijke en niet-wetenschappelijke bronnen, de beheerders van de gerefereerde websites en de makers van de gebruikte afbeeldingen, grafieken en studies, wier waardevolle werk heeft bijgedragen aan de totstandkoming van dit boek.
Voor meer informatie raden wij u aan de bronwebsites te bezoeken.
Als u mapping fouten of andere inconsistenties ontdekt, neem dan contact met ons op.

Alle bronnen zijn voor het laatst geraadpleegd op: 2025-02-14

[s1] - https://www.ncbi.nlm.nih.gov/books/NBK560743/

Auteur:	Jose G. Sanchez Jimenez, Orlando De Jesus	**Titel:**	Hypothalamic Dysfunction
door:	StatPearls Publishing	**Datum:**	2023/08/23
Website:	NCBI Bookshelf	**Uitgever:**	StatPearls Publishing

[s2] - https://www.ncbi.nlm.nih.gov/books/NBK538327/

Auteur:	Timothy J. O'Toole, Sandeep Sharma	**Titel:**	Physiology, Somatostatin
door:	StatPearls Publishing	**Datum:**	2023/07/24
Website:	NCBI Bookshelf	**Uitgever:**	StatPearls Publishing

[s3] - https://www.ncbi.nlm.nih.gov/books/NBK526069/

Auteur:	Brian Cuzzo, Sandeep A. Padala, Sarah L. Lappin	**Titel:**	Physiology, Vasopressin
door:	StatPearls Publishing	**Datum:**	2023/08/14
Website:	NCBI Bookshelf	**Uitgever:**	StatPearls Publishing

[s4] - https://pubmed.ncbi.nlm.nih.gov/14692598/

Auteur:	Speakman JR;Selman C.	**Titel:**	Physical activity and resting metabolic rate
door:	PubMed	**DOI:**	10.1079/PNS2003282
Datum:	2003 Aug	**Website:**	PubMed
Uitgever:	Proc Nutr Soc		

[s5] - https://pubmed.ncbi.nlm.nih.gov/10919953/

Auteur:	Coyle EF	**Titel:**	Physical activity as a metabolic stressor
door:	PubMed	**DOI:**	10.1093/ajcn/72.2.512S
Datum:	2000 Aug	**Website:**	PubMed
Uitgever:	Am J Clin Nutr		

[s6] - https://pmc.ncbi.nlm.nih.gov/articles/PMC7377236/
Auteur: John P Thyfault, Audrey Bergouignan **Titel:** Exercise and metabolic health: beyond skeletal muscle
DOI: 10.1007/s00125-020-05177-6 **Datum:** 2020 Jun 11
Website: PubMed Central (PMC) **Uitgever:** Diabetologia

[s7] - https://www.ncbi.nlm.nih.gov/pmc/articles/PMC9693488/
Auteur: Xiaolong Li, Feifei Yuan, Lili Zhou **Titel:** Organ Crosstalk in Acute Kidney Injury: Evidence and Mechanisms
door: State Key Laboratory of Organ Failure Research, National Clinical Research Center of Kidney Disease, Division of Nephrology, Nanfang Hospital, Southern Medical University, Guangzhou **DOI:** 10.3390/jcm11226637
Datum: 2022 Nov 9 **Website:** PubMed Central (PMC)
Uitgever: Journal of Clinical Medicine

[s8] - https://www.nlm.nih.gov/medlineplus/laboratorytests.html
Titel: Laboratory Tests **door:** National Library of Medicine
Datum: 2017-12-13 **Website:** MedlinePlus
Uitgever: National Library of Medicine

[s9] - https://www.ninds.nih.gov/health-information/disorders/neurological-diagnostic-tests-and-procedures
Titel: Neurological Diagnostic Tests and Procedures | National Institute of Neurological Disorders and Stroke **door:** National Institute of Neurological Disorders and Stroke (NINDS)
Website: National Institute of Neurological Disorders and Stroke **Uitgever:** National Institute of Neurological Disorders and Stroke (NINDS)

[s10] - https://www.nlm.nih.gov/medlineplus/metabolicpanel.html
Titel: Comprehensive Metabolic Panel (CMP): MedlinePlus Medical Test **door:** National Library of Medicine
Datum: December 4, 2023 **Website:** MedlinePlus
Uitgever: National Institutes of Health (NIH)

[s11] - https://www.niams.nih.gov/health-topics/rheumatoid-arthritis/diagnosis-treatment-and-steps-to-take
Auteur: NIAMS Science Communications and Outreach Branch **Titel:** Rheumatoid Arthritis: Diagnosis, Treatment, and Steps to Take
door: National Institute of Arthritis and Musculoskeletal and Skin Diseases (NIAMS) **Datum:** 2017-04-20
Website: niams.nih.gov **Uitgever:** NIAMS

[s12] - https://pubmed.ncbi.nlm.nih.gov/8757353/
Auteur: Boland BJ; Wollan PC; Silverstein MD **Titel:** Yield of laboratory tests for case-finding in the ambulatory general medical examination
door: PubMed **DOI:** 10.1016/s0002-9343(96)80068-4
Datum: 1996 Aug **Website:** PubMed
Uitgever: Am J Med

[s13] - https://www.nlm.nih.gov/medlineplus/diagnosticimaging.html
Titel: Diagnostic Imaging **door:** National Library of Medicine
Datum: 2000-02-03 **Website:** MedlinePlus
Uitgever: National Library of Medicine

[s14] - https://www.niddk.nih.gov/health-information/diagnostic-tests/urinary-tract-imaging

Titel:	Urinary Tract Imaging - NIDDK	**door:**	National Institute of Diabetes and Digestive and Kidney Diseases (NIDDK)
Datum:	2025-01-15	**Website:**	NIDDK
Uitgever:	NIDDK - National Institute of Diabetes and Digestive and Kidney Diseases		

[s15] - https://pubmed.ncbi.nlm.nih.gov/19951909/

Auteur:	Sangiovanni A; Manini MA; Iavarone M; Romeo R; Forzenigo LV; Fraquelli M; Massironi S; Della Corte C; Ronchi G; Rumi MG; Biondetti P; Colombo M	**Titel:**	The diagnostic and economic impact of contrast imaging techniques in the diagnosis of small hepatocellular carcinoma in cirrhosis
door:	PubMed	**DOI:**	10.1136/gut.2009.187286
Datum:	2010 May	**Website:**	PubMed
Uitgever:	Gut		

[s16] - https://pubmed.ncbi.nlm.nih.gov/35707373/

Auteur:	Hussain S, Mubeen I, Ullah N, Shah SSUD, Khan BA, Zahoor M, Ullah R, Khan FA, Sultan MA	**Titel:**	Modern Diagnostic Imaging Technique Applications and Risk Factors in the Medical Field: A Review
DOI:	10.1155/2022/5164970	**Datum:**	06/06/2022
Website:	PubMed	**Uitgever:**	Biomed Res Int

[s17] - https://pmc.ncbi.nlm.nih.gov/articles/PMC10726078/

Auteur:	Hamd E Yazdaan, Fnu Jaya, Fnu Sanjna, Maha Junaid, Sohaib Rasool, Ahmadullah Baig, Mohammad Zubair Natt, Nikhil Maurya, Subhan Iqbal, Bisto Alungal Yeldo, Alina S Khan, Giustino Varrassi, Satesh Kumar, Mahima Khatri, Saira K Awan	**Titel:**	Advances in Thyroid Function Tests: Precision Diagnostics and Clinical Implications
door:	Cureus	**DOI:**	10.7759/cureus.48961
Datum:	2023 Nov 17	**Website:**	PubMed Central (PMC)
Uitgever:	Cureus		

[s18] - https://www.niddk.nih.gov/health-information/diagnostic-tests/thyroid

Titel:	Thyroid Tests - NIDDK	**door:**	NIDDK - National Institute of Diabetes and Digestive and Kidney Diseases
Datum:	2024-12-13	**Website:**	National Institute of Diabetes and Digestive and Kidney Diseases
Uitgever:	NIDDK		

[s19] - https://pmc.ncbi.nlm.nih.gov/articles/PMC2935336/

Auteur:	Gregory A Brent	**Titel:**	Environmental Exposures and Autoimmune Thyroid Disease
door:	VA Greater Los Angeles Healthcare System, Departments of Medicine and Physiology, David Geffen School of Medicine at UCLA	**DOI:**	10.1089/thy.2010.1636
Datum:	2010 Jul	**Website:**	PubMed Central (PMC)
Uitgever:	Thyroid		

[s20] - https://pmc.ncbi.nlm.nih.gov/articles/PMC3271310/

Auteur:	Katja Zaletel, Simona Gaberšček	**Titel:**	Hashimoto's Thyroiditis: From Genes to the Disease
door:	Department of Nuclear Medicine, University Medical Centre Ljubljana, Ljubljana, Slovenia	**DOI:**	10.2174/138920211798120763
Datum:	2011 Dec	**Website:**	PubMed Central (PMC)
Uitgever:	Current Genomics		

[s21] - https://pmc.ncbi.nlm.nih.gov/articles/PMC6275017/

Auteur:	Céline Tiffon	**Titel:**	The Impact of Nutrition and Environmental Epigenetics on Human Health and Disease
door:	French National Cancer Institute	**DOI:**	10.3390/ijms19113425
Datum:	2018 Nov 1	**Website:**	PubMed Central (PMC)
Uitgever:	International Journal of Molecular Sciences		

[s22] - https://www.ncbi.nlm.nih.gov/books/NBK459466/

Auteur:	Juan-Sebastián Franco, Jenny Amaya-Amaya, Juan-Manuel Anaya	**Titel:**	Thyroid disease and autoimmune diseases
door:	El Rosario University Press	**Datum:**	2013/07/18
Website:	NCBI Bookshelf	**Uitgever:**	El Rosario University Press

[s23] - https://www.ncbi.nlm.nih.gov/books/NBK448195/

Auteur:	Binod Pokhrel; Kamal Bhusal	**Titel:**	Graves Disease
door:	StatPearls Publishing	**Datum:**	2023/06/20
Website:	NCBI Bookshelf	**Uitgever:**	StatPearls Publishing

[s24] - https://pmc.ncbi.nlm.nih.gov/articles/PMC6619426/

Auteur:	Layal Chaker, Antonio C Bianco, Jacqueline Jonklaas, Robin P Peeters	**Titel:**	Hypothyroidism
door:	PubMed Central (PMC)	**DOI:**	10.1016/S0140-6736(17)30703-1
Datum:	2017 Mar 20	**Website:**	PubMed Central (PMC)
Uitgever:	Lancet (London, England)		

[s25] - https://www.ncbi.nlm.nih.gov/books/NBK459248/

Auteur:	Supreeya Swarup, Intisar Ahmed, Yulia Grigorova, Roman Zeltser	**Titel:**	Metabolic Syndrome
door:	StatPearls Publishing	**Datum:**	2024/03/07
Website:	NCBI Bookshelf	**Uitgever:**	StatPearls Publishing

[s26] - https://www.ncbi.nlm.nih.gov/books/NBK559331/

Auteur:	Ashithkumar Beloor Suresh, Ria Monica D. Asuncion	**Titel:**	Myasthenia Gravis
door:	StatPearls Publishing	**Datum:**	2023/08/08
Website:	NCBI Bookshelf	**Uitgever:**	StatPearls Publishing

[s27] - https://pmc.ncbi.nlm.nih.gov/articles/PMC10214500/

Auteur:	Benjamin Cohen, Adam Cadesky, Shuchie Jaggi	**Titel:**	Dermatologic manifestations of thyroid disease: a literature review
door:	Donald and Barbara Zucker School of Medicine at Hofstra/Northwell	**DOI:**	10.3389/fendo.2023.1167890
Datum:	2023 May 12	**Website:**	PMC
Uitgever:	Frontiers in Endocrinology		

[s28] - https://pmc.ncbi.nlm.nih.gov/articles/PMC8905334/

Auteur:	Jacqueline Jonklaas	**Titel:**	Optimal Thyroid Hormone Replacement
door:	Georgetown University, Division of Endocrinology, Washington, DC 20007, USA	**DOI:**	10.1210/endrev/bnab031
Datum:	2021 Sep 20	**Website:**	PubMed Central (PMC)
Uitgever:	Endocrine Reviews		

[s29] - https://www.niddk.nih.gov/health-information/endocrine-diseases/hashimotos-disease

Titel:	Hashimoto's Disease	**door:**	National Institute of Diabetes and Digestive and Kidney Diseases (NIDDK)
Datum:	2025-01-03	**Website:**	NIDDK
Uitgever:	NIDDK - National Institute of Diabetes and Digestive and Kidney Diseases		

[s30] - https://pmc.ncbi.nlm.nih.gov/articles/PMC6619426/

Auteur:	Layal Chaker, Antonio C Bianco, Jacqueline Jonklaas, Robin P Peeters	**Titel:**	Hypothyroidism
door:	Academic Centre for Thyroid Disease, Erasmus University Medical Centre; Division of Endocrinology and Metabolism, Rush University Medical Center; Division of Endocrinology, Georgetown University	**DOI:**	10.1016/S0140-6736(17)30703-1
Datum:	2017 Mar 20	**Website:**	PubMed Central (PMC)
Uitgever:	Lancet (London, England)		

[s31] - https://www.ncbi.nlm.nih.gov/books/NBK279005/

Auteur:	Matthew I Kim	**Titel:**	Hypothyroidism in Older Adults
door:	MDText.com, Inc.	**Datum:**	2020/07/14
Website:	NCBI Bookshelf	**Uitgever:**	MDText.com, Inc.

[s32] - https://www.niddk.nih.gov/health-information/endocrine-diseases/multiple-endocrine-neoplasia-type-1

Titel:	Multiple Endocrine Neoplasia Type 1 - NIDDK	**door:**	National Institute of Diabetes and Digestive and Kidney Diseases (NIDDK)
Datum:	2025-01-16	**Website:**	NIDDK
Uitgever:	NIDDK - National Institute of Diabetes and Digestive and Kidney Diseases		

[s33] - https://www.niddk.nih.gov/health-information/endocrine-diseases/cushings-syndrome

Titel:	Cushing's Syndrome	**door:**	National Institute of Diabetes and Digestive and Kidney Diseases (NIDDK)
Datum:	2025-01-08	**Website:**	NIDDK
Uitgever:	NIDDK - National Institute of Diabetes and Digestive and Kidney Diseases		

[s34] - https://www.ncbi.nlm.nih.gov/books/NBK500006/

Auteur:	Muhammad A. Shahid, Muhammad A. Ashraf, Sandeep Sharma	**Titel:**	Physiology, Thyroid Hormone
door:	StatPearls Publishing	**Datum:**	2023/06/05
Website:	NCBI Bookshelf	**Uitgever:**	StatPearls

[s35] - https://pmc.ncbi.nlm.nih.gov/articles/PMC9392461/

Auteur:	Surya P Nuguru, Sriker Rachakonda, Shravani Sripathi, Mashal I Khan, Naomi Patel, Roja T Meda	**Titel:**	Hypothyroidism and Depression: A Narrative Review
door:	Kamineni Academy of Medical Sciences and Research Center, Bogomolets National Medical University, Bhaskar Medical College, Khyber Girls Medical College, Smt. Nathiba Hargovandas Lakhmichand (NHL) Municipal Medical College, Narayana Medical College	**DOI:**	10.7759/cureus.28201
Datum:	2022 Aug 20	**Website:**	PubMed Central (PMC)
Uitgever:	Cureus		

[s36] - https://pmc.ncbi.nlm.nih.gov/articles/PMC10843736/

Auteur:	Antonio C Bianco	**Titel:**	Emerging Therapies in Hypothyroidism
door:	University of Chicago School of Medicine	**DOI:**	10.1146/annurev-med-060622-101007
Datum:	2023 Sep 22	**Website:**	PubMed Central (PMC)
Uitgever:	Annual review of medicine		

[s37] - https://pmc.ncbi.nlm.nih.gov/articles/PMC11221272/

Auteur:	Sabina Casula, Matthew D Ettleson, Antonio C Bianco	**Titel:**	Are We Restoring Thyroid Hormone Signaling in LT4-Treated Patients with Residual Symptoms of Hypothyroidism?
door:	National Library of Medicine (NLM)	**DOI:**	10.1016/j.eprac.2023.04.003
Datum:	2023 Jul	**Website:**	PubMed Central (PMC)
Uitgever:	Endocrine practice : official journal of the American College of Endocrinology and the American Association of Clinical Endocrinologists		

[s38] - https://pmc.ncbi.nlm.nih.gov/articles/PMC4264616/

Auteur:	Mary H Samuels	**Titel:**	Psychiatric and cognitive manifestations of hypothyroidism
door:	Oregon Health & Science University	**DOI:**	10.1097/MED.0000000000000089
Datum:	2014 Oct	**Website:**	PubMed Central (PMC)
Uitgever:	Current opinion in endocrinology, diabetes, and obesity		

[s39] - https://pmc.ncbi.nlm.nih.gov/articles/PMC6507635/

Auteur:	Bernadette Biondi, George J Kahaly, R Paul Robertson	**Titel:**	Thyroid Dysfunction and Diabetes Mellitus: Two Closely Associated Disorders
DOI:	10.1210/er.2018-00163	**Datum:**	2019 Jan 14
Website:	PubMed Central (PMC)		

[s40] - https://ods.od.nih.gov/factsheets/Iodine-HealthProfessional/
Titel: Iodine - Health Professional Fact Sheet **door:** Office of Dietary Supplements
Website: Office of Dietary Supplements **Uitgever:** National Institutes of Health

[s41] - https://pmc.ncbi.nlm.nih.gov/articles/PMC5307254/
Auteur: Mara Ventura, Miguel Melo, Francisco Carrilho **Titel:** Selenium and Thyroid Disease: From Pathophysiology to Treatment
door: National Center for Biotechnology Information (NCBI) **DOI:** 10.1155/2017/1297658
Datum: 2017 Jan 31 **Website:** PubMed Central (PMC)
Uitgever: International Journal of Endocrinology

[s42] - https://www.niddk.nih.gov/health-information/endocrine-diseases/hypothyroidism
Titel: Hypothyroidism (Underactive Thyroid) **door:** National Institute of Diabetes and Digestive and Kidney Diseases (NIDDK)
Datum: 2025-01-15 **Website:** NIDDK
Uitgever: NIDDK - National Institute of Diabetes and Digestive and Kidney Diseases

[s43] - https://pubmed.ncbi.nlm.nih.gov/36839399/
Auteur: Osowiecka K; Myszkowska-Ryciak J **Titel:** The Influence of Nutritional Intervention in the Treatment of Hashimoto's Thyroiditis-A Systematic Review
door: PubMed **DOI:** 10.3390/nu15041041
Datum: 02/20/2023 **Website:** PubMed
Uitgever: Nutrients

[s44] - https://pmc.ncbi.nlm.nih.gov/articles/PMC9101513/
Auteur: Yana Danailova, Tsvetelina Velikova, Georgi Nikolaev, Zorka Mitova, Alexander Shinkov, Hristo Gagov, Rossitza Konakchieva **Titel:** Nutritional Management of Thyroiditis of Hashimoto
door: Sofia University "St. Kliment Ohridski", University Hospital Lozenetzz, Bulgarian Academy of Sciences, Medical University of Sofia **DOI:** 10.3390/ijms23095144
Datum: 2022 May 5 **Website:** PubMed Central (PMC)

[s45] - https://ods.od.nih.gov/factsheets/Iodine-HealthProfessional/
Titel: Iodine - Health Professional Fact Sheet **door:** NIH Office of Dietary Supplements
Website: Office of Dietary Supplements **Uitgever:** National Institutes of Health

[s46] - https://ods.od.nih.gov/factsheets/Iodine-Consumer/
Titel: Iodine - Consumer **door:** Office of Dietary Supplements (ODS), National Institutes of Health (NIH)
Website: ODS.OD.NIH.gov

[s47] - https://pmc.ncbi.nlm.nih.gov/articles/PMC9962371/

Auteur:	Karolina Osowiecka, Joanna Myszkowska-Ryciak	**Titel:**	The Influence of Nutritional Intervention in the Treatment of Hashimoto's Thyroiditis—A Systematic Review
door:	Warsaw University of Life Sciences (WULS)	**DOI:**	10.3390/nu15041041
Datum:	2023 Feb 20	**Website:**	PubMed Central (PMC)
Uitgever:	Nutrients		

[s48] - https://pmc.ncbi.nlm.nih.gov/articles/PMC7440342/

Auteur:	Hyongjun Kim, Sun-Young Moon, Kyungsun Han, Jun-Hwan Lee, Jong Hwan Im, Sungha Kim, Jeong-Eun Yoo	**Titel:**	Treatment of hypothyroidism using Korean medicine: 2 case reports
DOI:	10.1097/MD.0000000000019737	**Datum:**	2020 May 1
Website:	PubMed Central (PMC)	**Uitgever:**	Medicine

[s49] - https://pmc.ncbi.nlm.nih.gov/articles/PMC10966165/

Auteur:	Abhijit Baishya, Kashinath Metri	**Titel:**	Effects of yoga on hypothyroidism: A systematic review
door:	National Library of Medicine (NLM); National Institutes of Health (NIH); Department of Yoga, Central University of Rajasthan, India	**DOI:**	10.1016/j.jaim.2024.100891
Datum:	2024 Mar 19	**Website:**	PubMed Central (PMC)
Uitgever:	Journal of Ayurveda and Integrative Medicine		

[s50] - https://pmc.ncbi.nlm.nih.gov/articles/PMC9934045/

Auteur:	Filip Medić, Miro Bakula, Maša Alfirević, Maja Bakula, Katarina Mucić, Nikolina Marić	**Titel:**	AMIODARONE AND THYROID DYSFUNCTION
door:	Sveti Duh University Hospital, Zagreb, Croatia; School of Medicine, University of Zagreb, Zagreb, Croatia; Merkur University Hospital, Vuk Vrhovac University Clinic for Diabetes and Metabolism, Zagreb, Croatia	**DOI:**	10.20471/acc.2022.61.02.20
Datum:	2022 Aug	**Website:**	PubMed Central (PMC)
Uitgever:	Acta Clinica Croatica		

[s51] - https://pubmed.ncbi.nlm.nih.gov/24783045/

Auteur:	Iwen KA, Schröder E, Brabant G	**Titel:**	Thyroid hormones and the metabolic syndrome
DOI:	10.1159/000351249	**Datum:**	2013 Jun
Website:	PubMed	**Uitgever:**	Eur Thyroid J

[s52] - https://pmc.ncbi.nlm.nih.gov/articles/PMC5471726/

Auteur:	Saroj Khatiwada, Santosh Kumar Sah, Rajendra KC, Nirmal Baral, Madhab Lamsal	**Titel:**	Thyroid dysfunction in metabolic syndrome patients and its relationship with components of metabolic syndrome
DOI:	10.1186/s40842-016-0021-0	**Datum:**	2016 Feb 1
Website:	PubMed Central (PMC)	**Uitgever:**	Clinical Diabetes and Endocrinology

[s53] - https://pmc.ncbi.nlm.nih.gov/articles/PMC9962371/

Auteur:	Karolina Osowiecka, Joanna Myszkowska-Ryciak	**Titel:**	The Influence of Nutritional Intervention in the Treatment of Hashimoto's Thyroiditis—A Systematic Review
door:	Warsaw University of Life Sciences (WULS)	**DOI:**	10.3390/nu15041041
Datum:	2023 Feb 20	**Website:**	PubMed Central (PMC)
Uitgever:	Nutrients		

[s54] - https://pmc.ncbi.nlm.nih.gov/articles/PMC11314468/

Auteur:	Anna-Mariia Shulhai, Roberta Rotondo, Maddalena Petraroli, Viviana Patianna, Barbara Predieri, Lorenzo Iughetti, Susanna Esposito, Maria Elisabeth Street	**Titel:**	The Role of Nutrition on Thyroid Function
door:	University of Parma; University Hospital of Parma; University of Modena and Reggio Emilia	**DOI:**	10.3390/nu16152496
Datum:	2024 Jul 31	**Website:**	PMC (PubMed Central)
Uitgever:	MDPI		

[s55] - https://pmc.ncbi.nlm.nih.gov/articles/PMC8634384/

Auteur:	Kinga Skoracka, Alicja Ewa Ratajczak, Anna Maria Rychter, Agnieszka Dobrowolska, Iwona Krela-Kaźmierczak	**Titel:**	Female Fertility and the Nutritional Approach: The Most Essential Aspects
door:	Poznan University of Medical Sciences	**DOI:**	10.1093/advances/nmab068
Datum:	2021 Jun 17	**Website:**	PubMed Central (PMC)
Uitgever:	Advances in Nutrition		

[s56] - https://pmc.ncbi.nlm.nih.gov/articles/PMC9710417/

Auteur:	Aysha Karim Kiani, Kristjana Dhuli, Kevin Donato, Barbara Aquilanti, Valeria Velluti, Giuseppina Matera, Amerigo Iaconelli, Stephen Thaddeus Connelly, Francesco Bellinato, Paolo GIsondi, Matteo Bertelli	**Titel:**	Main nutritional deficiencies
door:	National Library of Medicine (NLM)	**DOI:**	10.15167/2421-4248/jpmh2022.63.2S3.2752
Datum:	2022 Oct 17	**Website:**	PubMed Central (PMC)
Uitgever:	Journal of Preventive Medicine and Hygiene		

[s57] - https://www.ncbi.nlm.nih.gov/books/NBK597352/

Auteur:	Santiago Espinosa-Salas, Mauricio Gonzalez-Arias	**Titel:**	Nutrition: Micronutrient Intake, Imbalances, and Interventions
door:	StatPearls Publishing	**Datum:**	2023/09/21
Website:	NCBI Bookshelf	**Uitgever:**	StatPearls Publishing

[s58] - https://pmc.ncbi.nlm.nih.gov/articles/PMC9962371/

Auteur:	Karolina Osowiecka, Joanna Myszkowska-Ryciak	**Titel:**	The Influence of Nutritional Intervention in the Treatment of Hashimoto's Thyroiditis—A Systematic Review
door:	Warsaw University of Life Sciences (WULS)	**DOI:**	10.3390/nu15041041
Datum:	2023 Feb 20	**Website:**	PubMed Central (PMC)
Uitgever:	Nutrients		

[s59] - https://pmc.ncbi.nlm.nih.gov/articles/PMC6619426/

Auteur:	Layal Chaker, Antonio C Bianco, Jacqueline Jonklaas, Robin P Peeters	**Titel:**	Hypothyroidism
door:	PubMed Central (PMC)	**DOI:**	10.1016/S0140-6736(17)30703-1
Datum:	2017 Mar 20	**Website:**	PMC
Uitgever:	Lancet (London, England)		

[s60] - https://pmc.ncbi.nlm.nih.gov/articles/PMC9710417/

Auteur:	AYSHA KARIM KIANI, KRISTJANA DHULI, KEVIN DONATO, BARBARA AQUILANTI, VALERIA VELLUTI, GIUSEPPINA MATERA, AMERIGO IACONELLI, STEPHEN THADDEUS CONNELLY, FRANCESCO BELLINATO, PAOLO GISONDI, MATTEO BERTELLI	**Titel:**	Main nutritional deficiencies
door:	MAGI EUREGIO, MAGI'S LAB, UOSD Medicina Bariatrica, Fondazione Policlinico Agostino Gemelli IRCCS, San Francisco Veterans Affairs Health Care System, Department of Oral & Maxillofacial Surgery, University of California, Section of Dermatology and Venereology, Department of Medicine, University of Verona, MAGISNAT	**DOI:**	10.15167/2421-4248/jpmh2022.63.2S3.2752
Datum:	2022 Oct 17	**Website:**	PubMed Central (PMC)
Uitgever:	Journal of Preventive Medicine and Hygiene		

[s61] - https://pmc.ncbi.nlm.nih.gov/articles/PMC10386647/

Auteur:	Antonis Zavros, Eleni Andreou, George Aphamis, Gregory C Bogdanis, Giorgos K Sakkas, Zoe Roupa, Christoforos D Giannaki	**Titel:**	The Effects of Zinc and Selenium Co-Supplementation on Resting Metabolic Rate, Thyroid Function, Physical Fitness, and Functional Capacity in Overweight and Obese People under a Hypocaloric Diet: A Randomized, Double-Blind, and Placebo-Controlled Trial
door:	University of Nicosia; National and Kapodistrian University of Athens; University of Thessaly	**DOI:**	10.3390/nu15143133
Datum:	2023 Jul 13	**Website:**	PMC (PubMed Central)
Uitgever:	Nutrients		

[s62] - https://pubmed.ncbi.nlm.nih.gov/37013429/

Auteur:	Javidi N, Khorasani ZM, Salari R, Niroumand S, Yousefi M	**Titel:**	Achievements in Hypothyroidism Treatment with Herbal Medicine: A Systematic Review of Randomized Controlled Trials
door:	PubMed	**DOI:**	10.2174/ 1570163820666230403091841
Datum:	2023	**Website:**	pubmed.ncbi.nlm.nih.gov
Uitgever:	Curr Drug Discov Technol		

[s63] - https://pmc.ncbi.nlm.nih.gov/articles/PMC7440342/

Auteur:	Hyongjun Kim, Sun-Young Moon, Kyungsun Han, Jun-Hwan Lee, Jong Hwan Im, Sungha Kim, Jeong-Eun Yoo	**Titel:**	Treatment of hypothyroidism using Korean medicine: 2 case reports
DOI:	10.1097/MD.0000000000019737	**Datum:**	2020 May 1
Website:	PubMed Central (PMC)	**Uitgever:**	Medicine

[s64] - https://pubmed.ncbi.nlm.nih.gov/39619751/

Auteur:	Fatemeh Ghaffari-Saravi; Assie Jokar	**Titel:**	Herbal remedies for hypothyroidism: A systematic review and meta-analysis
door:	National Center for Biotechnology Information (NCBI)	**DOI:**	10.22088/cjim.16.1.1
Datum:	10/19/2024	**Website:**	PubMed
Uitgever:	Caspian J Intern Med		

[s65] - https://pmc.ncbi.nlm.nih.gov/articles/PMC11607114/

Auteur:	Fatemeh Ghaffari-Saravi, Assie Jokar	**Titel:**	Herbal remedies for hypothyroidism: A systematic review and meta-analysis
door:	Mazandaran University of Medical Sciences	**DOI:**	10.22088/cjim.16.1.1
Datum:	2024 Oct 19	**Website:**	PubMed Central (PMC)
Uitgever:	Caspian Journal of Internal Medicine		

[s66] - https://pmc.ncbi.nlm.nih.gov/articles/PMC6544778/

Auteur:	Xiaoxi Zeng, Yong Yuan, Taixiang Wu, Liu Yan, Han Su	**Titel:**	Chinese herbal medicines for hyperthyroidism
DOI:	10.1002/14651858.CD005450.pub2	**Datum:**	2007 Apr 18
Website:	PubMed Central (PMC)	**Uitgever:**	The Cochrane Database of Systematic Reviews

[s67] - https://pmc.ncbi.nlm.nih.gov/articles/PMC7013308/

Auteur:	Yang Yang, Qin Chen, Wen-Ying Yu, Huan-Huan Zhang, Yu-Sen Zhong, Song-Zhao Zhang, Jia-Feng Wang, Chen-Huan Yu	**Titel:**	Herbal Active Ingredients: An Emerging Potential for the Prevention and Treatment of Papillary Thyroid Carcinoma
DOI:	10.1155/2020/1340153	**Datum:**	2020 Jan 31
Website:	PubMed Central (PMC)	**Uitgever:**	BioMed Research International

[s68] - https://pmc.ncbi.nlm.nih.gov/articles/PMC9101513/

Auteur:	Yana Danailova, Tsvetelina Velikova, Georgi Nikolaev, Zorka Mitova, Alexander Shinkov, Hristo Gagov, Rossitza Konakchieva	**Titel:**	Nutritional Management of Thyroiditis of Hashimoto
door:	Sofia University "St. Kliment Ohridski", University Hospital Lozenetz, Institute of Experimental Morphology, Pathology and Anthropology with Museum, Bulgarian Academy of Sciences, Medical University of Sofia	**DOI:**	10.3390/ijms23095144
Datum:	2022 May 5	**Website:**	PubMed Central (PMC)
Uitgever:	International Journal of Molecular Sciences		

[s69] - https://pmc.ncbi.nlm.nih.gov/articles/PMC6749531/

Auteur:	Bo Cao, Xi-Chuan Wei, Xiao-Rong Xu, Hai-Zhu Zhang, Chuan-Hong Luo, Bi Feng, Run-Chun Xu, Sheng-Yu Zhao, Xiao-Juan Du, Li Han, Ding-Kun Zhang	**Titel:**	Seeing the Unseen of the Combination of Two Natural Resins, Frankincense and Myrrh: Changes in Chemical Constituents and Pharmacological Activities
door:	Pharmacy College, Chengdu University of Traditional Chinese Medicine; Key Laboratory Breeding Base of Systematic Research and Utilization on Chinese Material Medical Resources Co-founded by Sichuan Province and Ministry of Science and Technology, Chengdu 611137, China; Department of Pharmacy and Chemistry, Dali University, Dali 671000, China; Chengdu Yong Kang Pharmaceutical Co., Ltd., Chengdu 611130, China	**DOI:**	10.3390/molecules24173076
Datum:	2019 Aug 24	**Website:**	PubMed Central (PMC)
Uitgever:	MDPI		

[s70] - https://pmc.ncbi.nlm.nih.gov/articles/PMC11544504/

Auteur:	Palash S Kotak, Abhinav Kadam, Sourya Acharya, Sunil Kumar, Anuj Varma	**Titel:**	Beyond the Thyroid: A Narrative Review of Extra-thyroidal Manifestations in Hashimoto's Disease
door:	Jawaharlal Nehru Medical College, Datta Meghe Institute of Higher Medical Research, Wardha, IND	**DOI:**	10.7759/cureus.71126
Datum:	2024 Oct 9	**Website:**	PMC (PubMed Central)
Uitgever:	Cureus		

[s71] - https://pmc.ncbi.nlm.nih.gov/articles/PMC9101513/

Auteur:	Yana Danailova, Tsvetelina Velikova, Georgi Nikolaev, Zorka Mitova, Alexander Shinkov, Hristo Gagov, Rossitza Konakchieva	**Titel:**	Nutritional Management of Thyroiditis of Hashimoto
DOI:	10.3390/ijms23095144	**Datum:**	2022 May 5
Website:	PubMed Central (PMC)		

[s72] - https://www.ncbi.nlm.nih.gov/books/NBK459466/

Auteur:	Juan-Sebastián Franco, Jenny Amaya-Amaya, Juan-Manuel Anaya	**Titel:**	Thyroid disease and autoimmune diseases
door:	El Rosario University Press	**Datum:**	2013/07/18
Website:	NCBI Bookshelf	**Uitgever:**	El Rosario University Press

[s73] - https://www.ncbi.nlm.nih.gov/books/NBK459262/

Auteur:	Dana L. Mincer, Ishwarlal Jialal	**Titel:**	Hashimoto Thyroiditis
door:	StatPearls Publishing	**Datum:**	2023/07/29
Website:	NCBI Bookshelf	**Uitgever:**	StatPearls

[s74] - https://pmc.ncbi.nlm.nih.gov/articles/PMC9142813/

Auteur:	Joanna Bogusławska, Marlena Godlewska, Ewa Gajda, Agnieszka Piekiełko-Witkowska	**Titel:**	Cellular and molecular basis of thyroid autoimmunity
door:	Centre of Postgraduate Medical Education, Department of Biochemistry and Molecular Biology, Warsaw, Poland	**DOI:**	10.1530/ETJ-21-0024
Datum:	2021 Nov 1	**Website:**	PubMed Central (PMC)
Uitgever:	European Thyroid Journal		

[s75] - https://pmc.ncbi.nlm.nih.gov/articles/PMC10385100/

Auteur:	Filip Lebiedziński, Katarzyna Aleksandra Lisowska	**Titel:**	Impact of Vitamin D on Immunopathology of Hashimoto's Thyroiditis: From Theory to Practice
door:	Medical University of Gdańsk	**DOI:**	10.3390/nu15143174
Datum:	2023 Jul 17	**Website:**	PubMed Central (PMC)
Uitgever:	Nutrients		

[s76] - https://pmc.ncbi.nlm.nih.gov/articles/PMC9478900/

Auteur:	Joanna Klubo-Gwiezdzinska, Leonard Wartofsky	**Titel:**	Hashimoto thyroiditis: an evidence-based guide to etiology, diagnosis and treatment
door:	National Institutes of Health, Georgetown University School of Medicine	**DOI:**	10.20452/pamw.16222
Datum:	2022 Mar 3	**Website:**	PubMed Central (PMC)
Uitgever:	Polish archives of internal medicine		

[s77] - https://www.ncbi.nlm.nih.gov/books/NBK459262/

Auteur:	Dana L. Mincer, Ishwarlal Jialal	**Titel:**	Hashimoto Thyroiditis
door:	StatPearls Publishing	**Datum:**	2023/07/29
Website:	NCBI Bookshelf	**Uitgever:**	StatPearls Publishing

[s78] - https://www.ncbi.nlm.nih.gov/books/NBK459466/

Auteur:	Juan-Sebastián Franco, Jenny Amaya-Amaya, Juan-Manuel Anaya	**Titel:**	Thyroid disease and autoimmune diseases
door:	El Rosario University Press	**Datum:**	2013/07/18
Website:	NCBI Bookshelf	**Uitgever:**	El Rosario University Press

[s79] - https://pmc.ncbi.nlm.nih.gov/articles/PMC2699000/

Auteur:	Ronald Daher, Thierry Yazbeck, Joe Bou Jaoude, Bassam Abboud	**Titel:**	Consequences of dysthyroidism on the digestive tract and viscera
door:	Hotel Dieu de France Hospital, Faculty of Medicine, Saint-Joseph University	**DOI:**	10.3748/wjg.15.2834
Datum:	2009 Jun 21	**Website:**	PMC (PubMed Central)
Uitgever:	World Journal of Gastroenterology : WJG		

[s80] - https://pmc.ncbi.nlm.nih.gov/articles/PMC6507635/

Auteur:	Bernadette Biondi, George J Kahaly, R Paul Robertson	**Titel:**	Thyroid Dysfunction and Diabetes Mellitus: Two Closely Associated Disorders
DOI:	10.1210/er.2018-00163	**Datum:**	2019 Jan 14
Website:	PubMed Central (PMC)	**Uitgever:**	Endocrine Reviews

[s81] - https://pmc.ncbi.nlm.nih.gov/articles/PMC5422478/

Auteur:	Eleonore Fröhlich, Richard Wahl	**Titel:**	Thyroid Autoimmunity: Role of Anti-thyroid Antibodies in Thyroid and Extra-Thyroidal Diseases
door:	University of Tuebingen; Medical University Graz	**DOI:**	10.3389/fimmu.2017.00521
Datum:	2017 May 9	**Website:**	PubMed Central (PMC)
Uitgever:	Frontiers in Immunology		

[s82] - https://pmc.ncbi.nlm.nih.gov/articles/PMC10843736/

Auteur:	Antonio C Bianco	**Titel:**	Emerging Therapies in Hypothyroidism
door:	University of Chicago School of Medicine	**DOI:**	10.1146/annurev-med-060622-101007
Datum:	2023 Sep 22	**Website:**	PubMed Central (PMC)
Uitgever:	Annual review of medicine		

[s83] - https://pmc.ncbi.nlm.nih.gov/articles/PMC6822824/

Auteur:	Leonidas H Duntas, Jacqueline Jonklaas	**Titel:**	Levothyroxine Dose Adjustment to Optimise Therapy Throughout a Patient's Lifetime
DOI:	10.1007/s12325-019-01078-2	**Datum:**	2019 Sep 4
Website:	PubMed Central (PMC)	**Uitgever:**	Advances in Therapy

[s84] - https://www.niddk.nih.gov/health-information/endocrine-diseases/hypothyroidism

Titel:	Hypothyroidism (Underactive Thyroid) - NIDDK	**door:**	NIDDK - National Institute of Diabetes and Digestive and Kidney Diseases
Datum:	2025-01-15 16:13:22 -05:00	**Website:**	NIDDK
Uitgever:	NIDDK		

[s85] - https://www.niddk.nih.gov/health-information/endocrine-diseases/hashimotos-disease

Titel:	Hashimoto's Disease	**door:**	National Institute of Diabetes and Digestive and Kidney Diseases (NIDDK)
Datum:	2025-01-03 19:40:06 -05:00	**Website:**	NIDDK
Uitgever:	NIDDK - National Institute of Diabetes and Digestive and Kidney Diseases		

[s86] - https://pmc.ncbi.nlm.nih.gov/articles/PMC3847753/

Auteur:	Serena Tonstad, Edward Nathan, Keiji Oda, Gary Fraser	**Titel:**	Vegan Diets and Hypothyroidism
door:	Loma Linda University; Oslo University Hospital	**DOI:**	10.3390/nu5114642
Datum:	2013 Nov 20	**Website:**	PubMed Central (PMC)
Uitgever:	PMC		

[s87] - https://pubmed.ncbi.nlm.nih.gov/36839399/

Auteur:	Karolina Osowiecka, Joanna Myszkowska-Ryciak	**Titel:**	The Influence of Nutritional Intervention in the Treatment of Hashimoto's Thyroiditis-A Systematic Review - PubMed
door:	PubMed	**DOI:**	10.3390/nu15041041
Datum:	02/20/2023	**Website:**	PubMed
Uitgever:	Nutrients		

[s88] - https://pmc.ncbi.nlm.nih.gov/articles/PMC9101513/

Auteur:	Yana Danailova, Tsvetelina Velikova, Georgi Nikolaev, Zorka Mitova, Alexander Shinkov, Hristo Gagov, Rossitza Konakchieva	**Titel:**	Nutritional Management of Thyroiditis of Hashimoto
door:	Sofia University "St. Kliment Ohridski", University Hospital Lozenetzz, Bulgarian Academy of Sciences, Medical University of Sofia	**DOI:**	10.3390/ijms23095144
Datum:	2022 May 5	**Website:**	PubMed Central (PMC)
Uitgever:	International Journal of Molecular Sciences		

[s89] - https://pmc.ncbi.nlm.nih.gov/articles/PMC5817719/

Auteur:	George E Naoum, Michael Morkos, Brian Kim, Waleed Arafat	**Titel:**	Novel targeted therapies and immunotherapy for advanced thyroid cancers
DOI:	10.1186/s12943-018-0786-0	**Datum:**	2018 Feb 19
Website:	PubMed Central (PMC)	**Uitgever:**	Molecular Cancer

[s90] - https://pmc.ncbi.nlm.nih.gov/articles/PMC3068720/

Auteur:	Syed Amin Tabish	**Titel:**	Complementary and Alternative Healthcare: Is it Evidence-based?
door:	National Center for Biotechnology Information (NCBI)	**Datum:**	2008 Jan
Website:	PubMed Central (PMC)	**Uitgever:**	International Journal of Health Sciences

[s91] - https://pmc.ncbi.nlm.nih.gov/articles/PMC2913884/

Auteur:	Mary Koithan, Cynthia Farrell	**Titel:**	Indigenous Native American Healing Traditions
door:	University of Arizona	**DOI:**	10.1016/j.nurpra.2010.03.016
Datum:	2010 Jun 1	**Website:**	PubMed Central (PMC)
Uitgever:	The journal for nurse practitioners : JNP		

[s92] - https://pmc.ncbi.nlm.nih.gov/articles/PMC3621761/

Auteur:	William E Hartmann, Joseph P Gone	**Titel:**	Incorporating Traditional Healing Into an Urban American Indian Health Organization: A Case Study of Community Member Perspectives
door:	University of Michigan	**DOI:**	10.1037/a0029067
Datum:	2012 Jun 25	**Website:**	PubMed Central (PMC)
Uitgever:	Journal of counseling psychology		

[s93] - https://www.nccih.nih.gov/health/complementary-alternative-or-integrative-health-whats-in-a-name

Titel:	Complementary, Alternative, or Integrative Health: What's In a Name?	**door:**	National Center for Complementary and Integrative Health (NCCIH)
Website:	NCCIH		

[s94] - https://pubmed.ncbi.nlm.nih.gov/27134765/

Auteur:	Pereira RF;Bártolo PJ.	**Titel:**	Traditional Therapies for Skin Wound Healing
door:	National Center for Biotechnology Information (NCBI)	**DOI:**	10.1089/wound.2013.0506
Datum:	05/01/2016	**Website:**	PubMed
Uitgever:	Adv Wound Care (New Rochelle)		

[s95] - https://pmc.ncbi.nlm.nih.gov/articles/PMC4827280/

Auteur:	Rúben F Pereira, Paulo J Bártolo	**Titel:**	Traditional Therapies for Skin Wound Healing
door:	Centre for Rapid and Sustainable Product Development (CDRsp), Polytechnic Institute of Leiria, Marinha Grande, Portugal. INEB-Instituto de Engenharia Biomédica, Universidade do Porto, Porto, Portugal. ICBAS-Instituto de Ciências Biomédicas Abel Salazar, Universidade do Porto, Porto, Portugal.	**DOI:**	10.1089/wound.2013.0506
Datum:	2016 May 1	**Website:**	PubMed Central (PMC)
Uitgever:	Advances in Wound Care		

[s96] - https://pmc.ncbi.nlm.nih.gov/articles/PMC10250628/

Auteur:	Bahareh Farasati Far, Nima Broomand Lomer, Hossein Gharedaghi, Hadi Sahrai, Golnaz Mahmoudvand, Arian Karimi Rouzbahani	**Titel:**	Is beta-carotene consumption associated with thyroid hormone levels?
DOI:	10.3389/fendo.2023.1089315	**Datum:**	2023 May 26
Website:	PubMed Central (PMC)	**Uitgever:**	Frontiers in Endocrinology

[s97] - https://pmc.ncbi.nlm.nih.gov/articles/PMC4684134/

Auteur:	Christopher Wellwood, Sean Rardin	**Titel:**	Adrenal and Thyroid Supplementation Outperforms Nutritional Supplementation and Medications for Autoimmune Thyroiditis
Datum:	2014 Jun	**Website:**	PubMed Central (PMC)
Uitgever:	Integrative Medicine: A Clinician's Journal		

[s98] - https://pmc.ncbi.nlm.nih.gov/articles/PMC9101513/

Auteur:	Yana Danailova, Tsvetelina Velikova, Georgi Nikolaev, Zorka Mitova, Alexander Shinkov, Hristo Gagov, Rossitza Konakchieva	**Titel:**	Nutritional Management of Thyroiditis of Hashimoto
door:	Sofia University "St. Kliment Ohridski", University Hospital Lozenetz, Bulgarian Academy of Sciences, Medical University of Sofia	**DOI:**	10.3390/ijms23095144
Datum:	2022 May 5	**Website:**	PubMed Central (PMC)
Uitgever:	International Journal of Molecular Sciences		

[s99] - https://pmc.ncbi.nlm.nih.gov/articles/PMC6464647/

Auteur:	Kimberly B Harding, Juan Pablo Peñ a-Rosas, Angela C Webster, Constance MY Yap, Brian A Payne, Erika Ota, Luz Maria De-Regil	**Titel:**	Iodine supplementation for women during the preconception, pregnancy and postpartum period
DOI:	10.1002/14651858.CD011761.pub2	**Datum:**	2017 Mar 5
Website:	PubMed Central (PMC)	**Uitgever:**	The Cochrane Database of Systematic Reviews

[s100] - https://pmc.ncbi.nlm.nih.gov/articles/PMC8762991/

Titel:	43rd Annual Meeting of the European Thyroid Association. Virtual Conference, September 4–7, 2021	**door:**	PubMed Central (PMC)
DOI:	10.1159/000517526	**Datum:**	2021 Aug 6
Website:	PubMed Central (PMC)	**Uitgever:**	European Thyroid Journal

[s101] - https://pmc.ncbi.nlm.nih.gov/articles/PMC10907906/

Auteur:	Jalormy S Joshi, Amardeep Shanoo, Nainita Patel, Aishwarya Gupta	**Titel:**	From Conception to Delivery: A Comprehensive Review of Thyroid Disorders and Their Far-Reaching Impact on Feto-Maternal Health
door:	Jawaharlal Nehru Medical College, Datta Meghe Institute of Higher Education and Research	**DOI:**	10.7759/cureus.53362
Datum:	2024 Feb 1	**Website:**	PubMed Central (PMC)
Uitgever:	Cureus		

[s102] - https://pmc.ncbi.nlm.nih.gov/articles/PMC9165850/

Auteur:	Stella Iacovides, Shane K Maloney, Sindeep Bhana, Zareena Angamia, Rebecca M Meiring	**Titel:**	Could the ketogenic diet induce a shift in thyroid function and support a metabolic advantage in healthy participants? A pilot randomized-controlled-crossover trial
door:	University of the Witwatersrand; The University of Western Australia; Chris Hani Baragwanath Academic Hospital, University of the Witwatersrand; University of Auckland	**DOI:**	10.1371/journal.pone.0269440
Datum:	2022 Jun 3	**Website:**	PubMed Central (PMC)
Uitgever:	PLoS ONE		

[s103] - https://pmc.ncbi.nlm.nih.gov/articles/PMC10385501/

Auteur:	Antonio Paoli, Antonino Bianco, Tatiana Moro, Joao Felipe Mota, Christianne F Coelho-Ravagnani	**Titel:**	The Effects of Ketogenic Diet on Insulin Sensitivity and Weight Loss, Which Came First: The Chicken or the Egg?
door:	University of Padua; UCAM, Catholic University of Murcia; University of Palermo; Federal University of Goiás; APC Microbiome Ireland, University College Cork; Federal University of Mato Grosso do Sul	**DOI:**	10.3390/nu15143120
Datum:	2023 Jul 12	**Website:**	PubMed Central (PMC)
Uitgever:	Nutrients		

[s104] - https://pmc.ncbi.nlm.nih.gov/articles/PMC9387720/

Auteur:	Matti L Gild, Mark Stuart, Roderick J Clifton-Bligh, Audrey Kinahan, David J Handelsman	**Titel:**	Thyroid Hormone Abuse in Elite Sports: The Regulatory Challenge
DOI:	10.1210/clinem/dgac223	**Datum:**	2022 Apr 19
Website:	PubMed Central (PMC)	**Uitgever:**	The Journal of Clinical Endocrinology and Metabolism

[s105] - https://pmc.ncbi.nlm.nih.gov/articles/PMC5399492/

Auteur:	Richard S Legro, Silva A Arslanian, David A Ehrmann, Kathleen M Hoeger, M Hassan Murad, Renato Pasquali, Corrine K Welt	**Titel:**	Diagnosis and Treatment of Polycystic Ovary Syndrome: An Endocrine Society Clinical Practice Guideline
door:	National Library of Medicine (NLM)	**DOI:**	10.1210/jc.2013-2350
Datum:	2013 Nov 20	**Website:**	PubMed Central (PMC)
Uitgever:	The Journal of Clinical Endocrinology and Metabolism		

[s106] - https://pmc.ncbi.nlm.nih.gov/articles/PMC9937587/

Auteur:	Lauren T Ptomey, Nicolas M Oreskovic, James A Hendrix, Dominica Nichols, Stamatis Agiovlasitis	**Titel:**	Weight management recommendations for youth with Down syndrome: Expert recommendations
DOI:	10.3389/fped.2022.1064108	**Datum:**	2023 Feb 3
Website:	PMC (PubMed Central)	**Uitgever:**	Frontiers in Pediatrics

[s107] - https://pmc.ncbi.nlm.nih.gov/articles/PMC10667099/

Auteur:	Thomas A Wadden, Ariana M Chao, Sriram Machineni, Robert Kushner, Jamy Ard, Gitanjali Srivastava, Bruno Halpern, Shuyu Zhang, Jiaxun Chen, Mathijs C Bunck, Nadia N Ahmad, Tammy Forrester	**Titel:**	Tirzepatide after intensive lifestyle intervention in adults with overweight or obesity: the SURMOUNT-3 phase 3 trial
DOI:	10.1038/s41591-023-02597-w	**Datum:**	2023 Oct 15
Website:	PubMed Central (PMC)	**Uitgever:**	Nature Medicine

[s108] - https://www.ncbi.nlm.nih.gov/books/NBK459466/

Auteur:	Juan-Sebastián Franco, Jenny Amaya-Amaya, Juan-Manuel Anaya	**Titel:**	Thyroid disease and autoimmune diseases
door:	El Rosario University Press	**Datum:**	2013/07/18
Website:	NCBI Bookshelf	**Uitgever:**	El Rosario University Press

[s109] - https://pmc.ncbi.nlm.nih.gov/articles/PMC5014602/

Auteur:	Simone De Leo, Sun Y Lee, Lewis E Braverman	**Titel:**	Hyperthyroidism
door:	PubMed Central (PMC)	**DOI:**	10.1016/S0140-6736(16)00278-6
Datum:	2016 Mar 30	**Website:**	PMC
Uitgever:	Lancet (London, England)		

[s110] - https://pmc.ncbi.nlm.nih.gov/articles/PMC5799701/

Auteur:	Renae C Fernandez, Vivienne M Moore, Emer M Van Ryswyk, Tamara J Varcoe, Raymond J Rodgers, Wendy A March, Lisa J Moran, Jodie C Avery, R Doug McEvoy, Michael J Davies	**Titel:**	Sleep disturbances in women with polycystic ovary syndrome: prevalence, pathophysiology, impact and management strategies
door:	The University of Adelaide, Robinson Research Institute, Adelaide, SA, Australia, The University of Adelaide, Adelaide Medical School, Adelaide, SA, Australia, The University of Adelaide, School of Public Health, Adelaide, SA, Australia, The University of Adelaide, Fay Gale Centre for Research on Gender, Adelaide, SA, Australia, Adelaide Institute for Sleep Health, Flinders Centre for Research Excellence, Flinders University of South Australia, Bedford Park, SA, Australia, Monash Centre for Health Research Implementation, School of Public Health and Preventive Medicine, Monash University, Melbourne, Vic, Australia, Adelaide Sleep Health, Southern Adelaide Local Health Network, Repatriation General Hospital, Daw Park, SA, Australia	**DOI:**	10.2147/NSS.S127475
Datum:	2018 Feb 1	**Website:**	PubMed Central (PMC)
Uitgever:	Nature and Science of Sleep		

[s111] - https://pmc.ncbi.nlm.nih.gov/articles/PMC2748127/

Auteur:	Harrison G Bloom, Imran Ahmed, Cathy A Alessi, Sonia Ancoli-Israel, Daniel J Buysse, Meir H Kryger, Barbara A Phillips, Michael J Thorpy, Michael V Vitiello, Phyllis C Zee	**Titel:**	Evidence-Based Recommendations for the Assessment and Management of Sleep Disorders in Older Persons
DOI:	10.1111/j.1532-5415.2009.02220.x	**Datum:**	2009 May
Website:	PubMed Central (PMC)	**Uitgever:**	Journal of the American Geriatrics Society

[s112] - https://pmc.ncbi.nlm.nih.gov/articles/PMC6899751/

Auteur:	Thangam Venkatesan, David J Levinthal, Sally E Tarbell, Safwan S Jaradeh, William L Hasler, Robert M Issenman, Kathleen A Adams, Irene Sarosiek, Christopher D Stave, Ravi N Sharaf, Shahnaz Sultan, B U K Li	**Titel:**	Guidelines on management of cyclic vomiting syndrome in adults by the American Neurogastroenterology and Motility Society and the Cyclic Vomiting Syndrome Association
door:	American Neurogastroenterology and Motility Society and the Cyclic Vomiting Syndrome Association	**DOI:**	10.1111/nmo.13604
Datum:	2019 Jun 26	**Website:**	PMC
Uitgever:	Wiley		

[s113] - https://pmc.ncbi.nlm.nih.gov/articles/PMC5819886/

Auteur:	Sarah J Kizilbash, Shelley P Ahrens, Barbara K Bruce, Gisela Chelimsky, Sherilyn W Driscoll, Cynthia Harbeck-Weber, Robin M Lloyd, Kenneth J Mack, Dawn E Nelson, Nelly Ninis, Paolo T Pianosi, Julian M Stewart, Karen E Weiss, Philip R Fischer	**Titel:**	Adolescent Fatigue, POTS, and Recovery: A Guide for Clinicians
door:	Mayo Clinic	**DOI:**	10.1016/j.cppeds.2013.12.014
Datum:	2014 May-Jun	**Website:**	PubMed Central (PMC)
Uitgever:	Current problems in pediatric and adolescent health care		

[s114] - https://pmc.ncbi.nlm.nih.gov/articles/PMC7288350/

Auteur:	Keisuke Ikegami, Samuel Refetoff, Eve Van Cauter, Takashi Yoshimura	**Titel:**	Interconnection between circadian clocks and thyroid function
DOI:	10.1038/s41574-019-0237-z	**Datum:**	2019 Aug 12
Website:	PubMed Central (PMC)	**Uitgever:**	Nature reviews. Endocrinology

Afbeeldingsbronnen

Niet-vermelde afbeeldingen zijn ofwel zelf gemaakt of werden verkregen met de juiste licentie. Alle rechten zijn voorbehouden voor deze afbeeldingen.

Voor alle andere hier vermelde afbeeldingen:
Geen van de afbeeldingen werd gewijzigd, alleen de resolutie werd aangepast. In de eBook-versie werden de afbeeldingen samengevoegd tot genummerde collages. Alle afbeeldingen blijven onderworpen aan hun oorspronkelijke licentie en worden gebruikt volgens hun respectieve licentievoorwaarden. Als u attributiefouten of andere discrepanties ontdekt, neem dan contact met ons op.

Datum van laatste beeldcontrole: 2025-02-14.

Gebruikte licentie

CC0 http://creativecommons.org/publicdomain/zero/1.0/deed.en

Afbeeldingscredits

[i1] - 001_001_001_image_antidiuretisches_hormon.jpeg
https://upload.wikimedia.org/wikipedia/commons/c/c6/Arginine_vasopressin3d.png

Date:	2006-11-10	**door:**	Trlkly
Kunstenaar:	Fvasconcellos	**License:**	Public domain

[i2] - 001_001_001_image_hypothalamus.jpeg
https://upload.wikimedia.org/wikipedia/commons/b/b6/Hypothalamus.jpg

Date:	2005-07-06	**door:**	Methoxyroxy~commonswiki
License:	Public domain		

[i3] - 001_001_002_image_endoplasmatisches_retikulum.jpeg
https://upload.wikimedia.org/wikipedia/commons/7/76/Mammalian_pancreatic_tissue%2C_nuclear_pores_and_rough_endoplasmic_reticulum.jpg

Date:	2006-10-04	**door:**	Patho
Kunstenaar:	Louisa Howard	**License:**	Public domain

[i4] - 001_001_003_image_gehirn.jpeg
https://upload.wikimedia.org/wikipedia/commons/5/50/Computed_tomography_of_human_brain_-_large.png

Date:	Uploaded	**door:**	Shashi.
Kunstenaar:	Mikael Häggström	**License:**	CC0

[i5] - 001_001_003_image_herz.jpeg
https://upload.wikimedia.org/wikipedia/commons/5/57/Heart_frontally_PDA.jpg

Date:	25 October 2005	**door:**	Ekko
License:	Public domain		

[i6] - 001_001_003_image_schilddruese.jpeg
https://upload.wikimedia.org/wikipedia/commons/a/a3/Illu_thyroid_parathyroid.jpg

Date:	2014-06-04	**door:**	CFCF
License:	Public domain		

[i7] - 001_002_001_image_blut.jpeg
https://upload.wikimedia.org/wikipedia/commons/e/e2/Blood_Types.jpg

Date:	2023-08-02	**door:**	Bondarev.gal
License:	CC0		

[i8] - 001_002_001_image_urin.jpeg
https://upload.wikimedia.org/wikipedia/commons/1/1f/Urine_test_samples.jpg

Date:	2024-09-03	**door:**	Fumikas Sagisavas
License:	CC0		

[i9] - 001_002_002_image_biopsie.jpeg
https://upload.wikimedia.org/wikipedia/commons/f/f9/Histopathology_of_thyroid_hyperplasia_with_follicular_hemorrhage.jpg

Date:	2023-11-16	**door:**	Mikael Häggström
License:	CC0		

[i10] - 001_002_003_image_hirnanhangdruese.jpeg
https://upload.wikimedia.org/wikipedia/commons/5/58/High_magnification_histology_of_pars_distalis_of_the_anterior_pituitary_gland.png

Date:	2020-07-28	**door:**	Mikael Häggström
License:	CC0		

[i11] - 001_002_003_image_thyroxin.jpeg
https://upload.wikimedia.org/wikipedia/commons/8/82/Thyroid_hormone_synthesis.png

Date:	2011-06-16	**door:**	Mikael Häggström
License:	CC0		

[i12] - 001_003_001_image_mutationen.jpeg
https://upload.wikimedia.org/wikipedia/commons/a/a3/Simple_Example_for_Accumulation_of_Genetic_Mutations.png

Date:	2015-10-08	**door:**	Angelahartsock
License:	CC0		

[i13] - 001_003_002_image_hashimotothyreoiditis.jpeg
https://upload.wikimedia.org/wikipedia/commons/f/f9/Hashimoto_Thyroiditis.jpg

Date:	2010-08-30	**door:**	Schomynv
License:	Public domain		

[i14] - 001_003_002_image_selen.jpeg
https://upload.wikimedia.org/wikipedia/commons/e/e0/Selen_1.jpg

Date:	2006-03	**door:**	Lambdadra
Kunstenaar:	de:User:Tomihahndorf	**License:**	Public domain

[i15] - 001_003_002_image_stress.jpeg
https://upload.wikimedia.org/wikipedia/commons/6/66/Stress_ball_manipulation.jpg

Date:	15 April 2006	**door:**	BotMultichill
Kunstenaar:	Kallemax	**License:**	Public domain

[i16] - 002_001_001_image_alopezie.jpeg
https://upload.wikimedia.org/wikipedia/commons/d/d5/Alopecia_areata_head.jpg

Date:	2013-05-26	**door:**	Who
License:	Public domain		

[i17] - 002_001_001_image_dehnungsstreifen.jpeg
https://upload.wikimedia.org/wikipedia/commons/4/4a/Stretch_marks_2.jpg

Date:	2011-10-11	**door:**	Handcuffed
License:	CC0		

[i18] - 002_001_002_image_depression.jpeg
https://upload.wikimedia.org/wikipedia/commons/5/54/Depression-loss_of_loved_one.jpg

Date:	2009-04-15	**door:**	Baker131313
License:	Public domain		

[i19] - 002_001_002_image_gedaechtnis.jpeg
https://upload.wikimedia.org/wikipedia/commons/0/0a/Human_brain_NIH.png

Date:	2007-07-23	**door:**	Talgraf777
Kunstenaar:	National Institutes of Health	**License:**	Public domain

[i20] - 002_002_001_image_selenmethionin.jpeg
https://upload.wikimedia.org/wikipedia/commons/1/15/Selenomethionine-from-xtal-3D-balls.png

Date:	2009-01-13	**door:**	Benjah-bmm27
Kunstenaar:	Ben Mills	**License:**	Public domain

[i21] - 002_002_002_image_laktose.jpeg
https://upload.wikimedia.org/wikipedia/commons/4/4c/Lactose-free_milk%2C_BKK%2C_2021-10-01.jpg

Date:	2021-10-01	**door:**	21janvier1793
License:	CC0		

[i22] - 002_002_003_image_oxidativer_stress.jpeg
https://upload.wikimedia.org/wikipedia/commons/f/f9/Lewis_Researcher_in_the_Materials_and_Stresses_Building_%28GRC-1952-C-31339%29.jpg

Date:	Taken	**door:**	OptimusPrimeBot
Kunstenaar:	NASA Glenn Research Center	**License:**	Public domain

[i23] - 002_003_001_image_ashwagandha.jpeg
https://upload.wikimedia.org/wikipedia/commons/4/48/Aswagandhaherb11.jpg

Date:	2008-11-22	**door:**	Piouswatson
License:	Public domain		

[i24] - 002_003_001_image_coleus_forskohlii.jpeg
https://upload.wikimedia.org/wikipedia/commons/4/43/Coleus_forskohlii.jpg

Date:	1968-02-11	**door:**	Shizhao
Kunstenaar:	Naturalis Biodiversity Center	**License:**	CC0

[i25] - 002_003_002_image_achtsamkeit.jpeg
https://upload.wikimedia.org/wikipedia/commons/c/c1/School_children_meditating.jpg

Date:	2014-10-13	**door:**	Farang Rak Tham
Kunstenaar:	Kochphon (Honey) Onshawee	**License:**	CC0

[i26] - 002_003_002_image_asana.jpeg
https://upload.wikimedia.org/wikipedia/commons/d/d6/A_woman_doing_Yoga_-_A_statue_in_Prayagraj.jpg

Date:	2020-06-18	**door:**	Apurv013
License:	CC0		

[i27] - 002_003_002_image_meditation.jpeg
https://upload.wikimedia.org/wikipedia/commons/0/00/Meditation_Focus_Point.jpg

Date:	2024-12-12	**door:**	Bondigoldwiki
License:	CC0		

[i28] - 002_003_002_image_yoga.jpeg
https://upload.wikimedia.org/wikipedia/commons/f/fc/Yoga_Room_-_23_RAW-Export_%28Sergej_Majboroda_via_Poly_Haven%29.png

Date:	08.3.2023	**door:**	PantheraLeo1359531
Kunstenaar:	https://polyhaven.com/all?a=Sergej%20Majboroda	**License:**	CC0

[i29] - 002_003_003_image_joggen.jpeg
https://upload.wikimedia.org/wikipedia/commons/f/f0/Jogging_man_betweeen_running_light_figures_on_the_Toronto_bridge%3B_free_photo_Amsterdam%2C_Fons_Heijnsbroek%2C_06-01-2022.jpg

Date:	2022-01-06	**door:**	FotoDutch
Kunstenaar:	Fons Heijnsbroek	**License:**	CC0

[i30] - 002_003_003_image_krafttraining.jpeg
https://upload.wikimedia.org/wikipedia/commons/2/2b/Strength_Training_During_Albany_Waterfront_Loop_Run.jpg

Date:	2009-08-31	**door:**	Jstrishak
License:	Public domain		

[i31] - 002_003_003_image_pilates.jpeg
https://upload.wikimedia.org/wikipedia/commons/9/91/Pilates_01.jpg

Date:	2008-02	**door:**	ISED
Kunstenaar:	J. Vílchez	**License:**	Public domain

[i32] - 002_003_003_image_radfahren.jpeg
https://upload.wikimedia.org/wikipedia/commons/0/05/Military_cyclists_in_pace_line.jpg

Date:	Taken	**door:**	Pimlottc
Kunstenaar:	Airman Nathan Doza	**License:**	Public domain

[i33] - 003_001_001_image_amiodaron.jpeg
https://upload.wikimedia.org/wikipedia/commons/2/24/Amiodarone-based-on-hydrochloride-xtal-3D-sf.png

Date:	2021-01-10	**door:**	Benjah-bmm27
Kunstenaar:	Ben Mills	**License:**	Public domain

[i34] - 003_001_001_image_kortikosteroide.jpeg
https://upload.wikimedia.org/wikipedia/commons/f/f0/Glucocorticoid_receptor.png

Date:	23 July 2007	**door:**	Gonn
Kunstenaar:	Boghog2	**License:**	Public domain

[i35] - 003_001_003_image_kribbeln.jpeg
https://upload.wikimedia.org/wikipedia/commons/2/29/CT_of_spondylosis_causing_radiculopathy.png

Date:	2019-04-16	**door:**	Mikael Häggström
License:	CC0		

[i36] - 003_001_003_image_muedigkeit.jpeg
https://upload.wikimedia.org/wikipedia/commons/e/e3/Fatigue2.jpg

Date:	13 October 2012	**door:**	Fel23
Kunstenaar:	geralt	**License:**	CC0

[i37] - 003_002_001_image_stoffwechsel.jpeg
https://upload.wikimedia.org/wikipedia/commons/2/22/ATP-3D-vdW.png

Date:	2007-01-21	**door:**	Benjah-bmm27
License:	Public domain		

[i38] - 003_002_002_image_magnesium.jpeg
https://upload.wikimedia.org/wikipedia/commons/e/e8/Frangula_alnus_with_magnesium_deficiency.jpg

Date:	2008-12-09	**door:**	Karduelis
License:	Public domain		

[i39] - 003_002_002_image_zink.jpeg
https://upload.wikimedia.org/wikipedia/commons/9/9d/Symptoms_of_Citrus_Blight_Disease.jpg

Date:	2004-11-10	**door:**	Collindeandouglas
Kunstenaar:	Stephen M. Garnsey	**License:**	Public domain

[i40] - 003_002_003_image_vitamin_a.jpeg
https://upload.wikimedia.org/wikipedia/commons/9/9e/Retinol_3D_balls.png

Date:	2011-06-15	**door:**	Jynto
License:	CC0		

[i41] - 003_003_002_image_leber.jpeg
https://upload.wikimedia.org/wikipedia/commons/6/6f/Human_Hepar.jpg

Date:	2007-05-22	**door:**	Konto na chwilę
Kunstenaar:	Suseno	**License:**	Public domain

[i42] - 004_001_001_image_lymphozyt.jpeg
https://upload.wikimedia.org/wikipedia/commons/8/89/SEM_Lymphocyte.jpg

Date:	1976-09-20	**door:**	DO11.10
License:	Public domain		

[i43] - 004_001_001_image_tumornekrosefaktoralpha.jpeg
https://upload.wikimedia.org/wikipedia/commons/d/d0/TNF-alpha.png

Date:	2009-05-15	**door:**	Doxepine
License:	Public domain		

[i44] - 004_001_003_image_diabetes_mellitus_typ_1.jpeg
https://upload.wikimedia.org/wikipedia/commons/9/93/T1DRpng.png

Date:	2012-11-17	**door:**	Mexus951
Kunstenaar:	type1diabetesawareness.org	**License:**	CC0

[i45] - 004_001_003_image_pernizioese_anaemie.jpeg
https://upload.wikimedia.org/wikipedia/commons/6/6c/RBC_micrograph.jpg

Date:	2010-01-24	**door:**	Medicallessons
Kunstenaar:	Redbloodcells.jpg	**License:**	Public domain

[i46] - 004_002_002_image_speisesalz.jpeg
https://upload.wikimedia.org/wikipedia/commons/3/33/Iodized_salt_found_in_Ted_Kaczynski%27s_cabin.jpg

Date:	circa	**door:**	Kingofthedead
Kunstenaar:	Federal Bureau of Investigation agents	**License:**	Public domain

[i47] - 004_003_003_image_cortisol.jpeg
https://upload.wikimedia.org/wikipedia/commons/c/c0/Cortisol-3D-balls.png

Date:	2008-05-26	**door:**	Benjah-bmm27
Kunstenaar:	Ben Mills	**License:**	Public domain

[i48] - 005_001_003_image_schlaf.jpeg
https://upload.wikimedia.org/wikipedia/commons/3/3a/A_child_sleeping.jpg

Date:	2007-04-23	**door:**	Alessandro Zangrilli
License:	Public domain		

[i49] - 005_001_003_image_aktivitaetstracker.jpeg
https://upload.wikimedia.org/wikipedia/commons/a/a0/Fitness_training_improves_run_times_%288276719%29.jpg

Date:	Taken	**door:**	OptimusPrimeBot
Kunstenaar:	Eve Daugherty	**License:**	Public domain

[i50] - 005_001_003_image_heisshunger.jpeg
https://upload.wikimedia.org/wikipedia/commons/d/d2/Cravings_%28Unsplash%29.jpg

Date:	Taken	**door:**	Fæ
Kunstenaar:	brookelark	**License:**	CC0

[i51] - 005_002_002_image_entspannungstechniken.jpeg
https://upload.wikimedia.org/wikipedia/commons/8/86/750x500px_photo_10.jpg

Date:	2022-09-23	**door:**	Resimi
Kunstenaar:	Unknown authorUnknown author	**License:**	CC0

[i52] - 005_002_003_image_rezeptor.jpeg
https://upload.wikimedia.org/wikipedia/commons/c/c4/1FYT_T-cell_receptor_and_HLA_class_II_complex.p
ng

Date:	2013-09-01	**door:**	Takuma-sa
License:	CC0		

[i53] - 005_002_003_image_schichtarbeit.jpeg
https://upload.wikimedia.org/wikipedia/commons/6/61/GROUP_OF_MINERS_WAITING_TO_GO_TO_WO
RK_ON_THE_4_P.M._TO_MIDNIGHT_SHIFT_AT_THE_VIRGINIA-POCAHONTAS_COAL_COMPAN
Y_MINE_%5E4..._-_NARA_-_556348.jpg

Date:	April	**door:**	Hohum
Kunstenaar:	NARA record: 8464440	**License:**	Public domain

[i54] - 005_003_001_image_selbstmitgefuehl.jpeg
https://upload.wikimedia.org/wikipedia/commons/f/f3/Compassion_Nederland.jpg

Date:	2015-06-28	**door:**	Apdency
License:	CC0		

[i55] - 005_003_003_image_ferritin.jpeg
https://upload.wikimedia.org/wikipedia/commons/1/1d/PDB_2ux1_EBI.png

Date:	2009-06-17	**door:**	DonabelSDSU.bot
Kunstenaar:	European Bioinformatics Institute	**License:**	Public domain

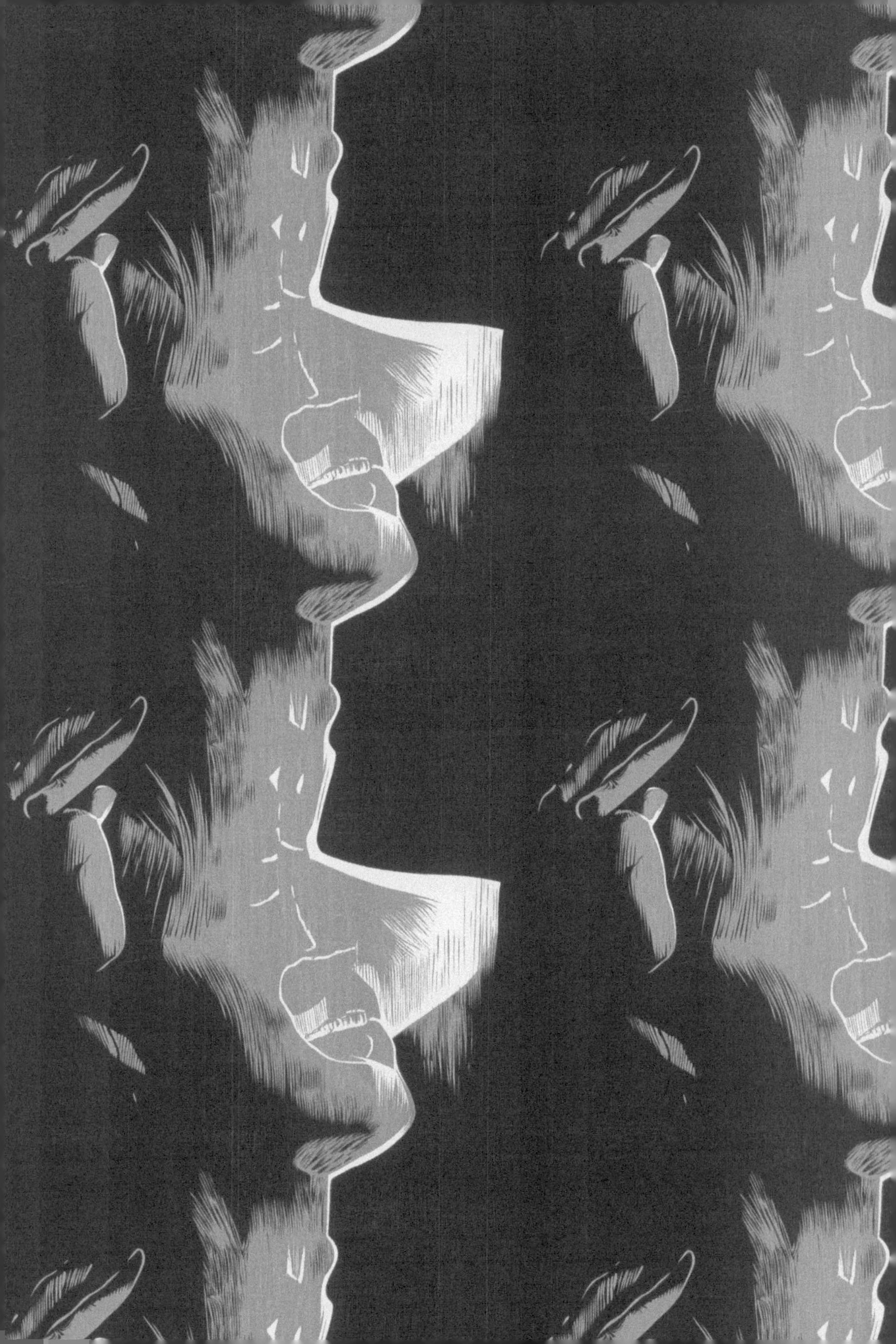

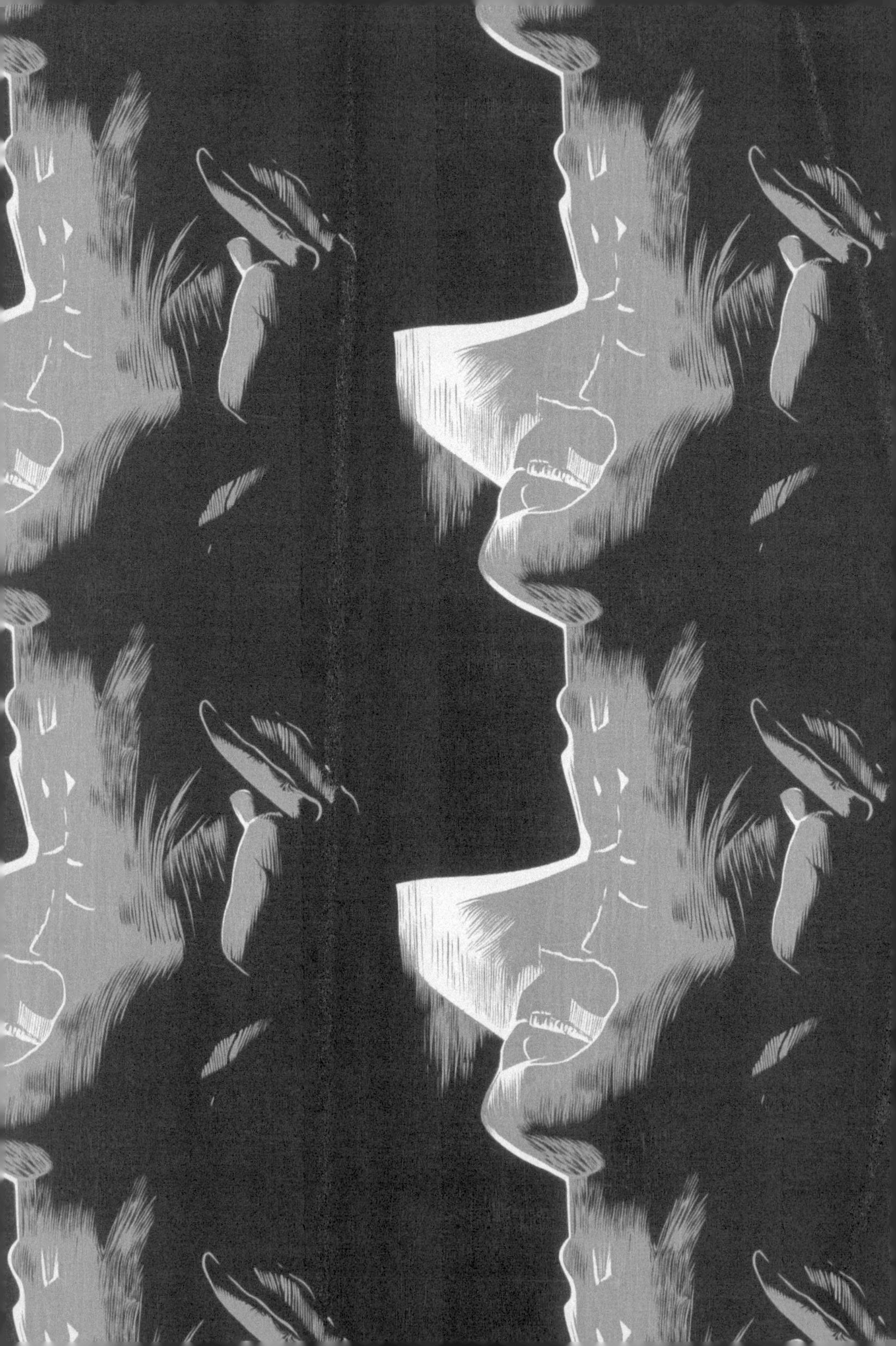

Kolibri 360 GmbH
Ferdinand-Jühlke-Straße 7
99095 Erfurt, Deutschland
produktsicherheit@kolibri360.de